KB141075

어린이의 눈에 관한 조사

이 조사지는 보건복지부 건강증진기금에서 지원한 것입니다.

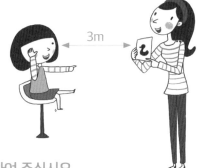

🔍 **시력검사에 관한 질문입니다. 본 것에 O표, 못 본 것에 X표 하여 주십시오.**

오른쪽 눈	🚗	✈	🦢	🐟	🦋	왼쪽 눈	🚗	✈	🦢	🐟	🦋

🔍 **다음 중 해당사항이 있는 곳에 V표시를 하여 주십시오.**

1. 두 눈의 바라보는 방향이 다르다.(예: 가끔 몰림. 눈동자가 한쪽으로 치우침)   예,   아니오

2. 눈을 심하게 부셔한다.(예: 햇빛이나 형광등 불빛)   예,   아니오

3. 물건을 볼 때 눈을 많이 찌푸린다.(예: 눈을 가늘게 뜨고 본다)   예,   아니오

4. 고개를 옆으로 돌려서 보거나 곁눈으로 본다.   예,   아니오

🔍 **다음 중 해당사항이 있는 곳에 <u>모두</u> 표시하여 주십시오.**

5. 이전에 안과에서 이상을 발견하여 진단받은 적이 있습니까?

① 굴절이상 (근시, 원시, 난시 등)   ② 약시   ③ 사시

④ 기타 (백내장, 녹내장, 미숙아망막증, 안검하수, _____)

6. 5번 문항에 관한 질문입니다. 어떤 치료를 받거나 받고 있습니까?

① 안경 착용 중   ② 약시치료 (가림치료 포함)   ③ 수술

④ 정기적 병원진료 중   ⑤ 기타 _____

검사가 끝났나요?

정확한 판단을 위해서는 안과 전문의의 검진을 받아보시기 바랍니다!
시력검사에서 양쪽 눈 모두 5개 그림 중 4개 이상 맞히고 눈의 이상 증상이 없는 경우 일단 정상이라고 판단됩니다.
그러나 정상으로 판정된 경우에도 눈의 발달은 만 6세까지 계속되므로 매년 정기적인 시력검사가 필요합니다.

집에서 하는 시력검사 기록표

이 시력표는 보건복지부 건강증진기금에서 지원한 것입니다.

연습용 그림	검사용 그림 3m용

실선대로 한 장씩 잘라서 사용하십시오.

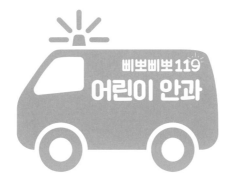

삐뽀삐뽀 119 어린이 안과

초판 1쇄　 — 2008년 2월 25일
개정판 1쇄 — 2023년 4월 20일

지은이 — 황정민

펴낸이 / 하정훈
펴낸곳 / (주) 유니책방·신고번호 제25100-2016-000021호
주소 / 서울시 동작구 사당로 230-1, 3층
전화 / 02-587-8277 팩스 / 02-587-8278 E-mail / yoonibook@naver.com
표지디자인 — 박효신

삐뽀삐뽀 119
어린이
안과

지은이
황 정 민

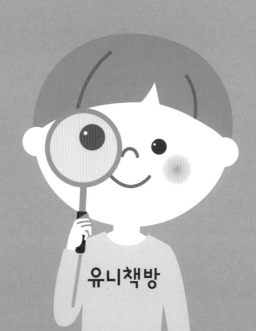

유니책방

개정판 머리말

2008년 '삐뽀삐뽀 119 소아안과 클리닉'을 펴내고 벌써 15년이 흘렀습니다. 그동안 발전된 의학지식을 보충하고, 보다 독자가 보기 편하도록 수정하여 새롭게 '삐뽀삐뽀 119 어린이 안과'를 낼 수 있게 되어 기쁘고 감사합니다.

"몸이 천냥이면 눈이 9백냥"이라는 말이 있지만, 두 눈이 모두 안 보인다면 신체장애율은 무려 97%에 달하므로, 몸이 천냥이면 눈이 970냥이라고 할 수 있습니다. 이처럼 눈은 우리가 살아가는 데 너무도 중요합니다. 눈이 잘 보이는 건강한 어린이로 키우고 싶은 것은 모든 부모의 바람이지만, 일상생활에서 아이가 실제로 잘 보는지 확인하는 부모님은 아주 적습니다.

이 책의 발간 목적은 어린이의 건강한 눈을 위해 최선의 정보를 제공하고자 함입니다. 이 책의 출발은 제 미국 장기연수 경험에서 시작하였습니다. 미국에서 놀라웠던 점은 보호자가 매우 과학적이고 논리적으로 사고하고, 공부한다는 것이었습니다. 보호자 질문을 들으면 어떻게 의학교육을 받지 않았는데 이런 생각을 할까 싶은 경우가 많았습니다. 주말에 의학도서관에 가보면 도서관 이용자 중 많은 사람이 일반인이었고, 열심히 의학논문을 읽고 있었습니다. 희귀한 증후군을 가진 어린이의 엄마는 그 증후군에 대해 의사에게 설명할 정도의 해박한 지식을 갖추고 있었습니다. 이러한 배경에는 정보 획득이 쉬워서 그런 것은 아닐까 싶어 우리 어린이의 부모님께도 우리말로 된 양질의 의학정보를 보급하면 좋겠다는 마음에 집필을 시작하게 되었습니다.

이제 우리 부모님도 그동안 공부한 것을 말씀하십니다. 그런데 검증된 사실에 기반을 둔 지식이 아니고 인터넷에 떠도는 이야기가 대부분이어서 부정확한 경우가 많습니다. 때로는 인터넷 정보가 의학교과서나 의학논문이 아님에도 불구하고 끝까지 그 인터넷의 주장만을 거듭하여 난감할 때도 많습니다. 그래서 이 책에서는 검증된 사실에 기반을 둔 의학정보를 전달하는 데 중점을 두었습니다. 즉 불확실함을 최대한 배제하고, 주관적인 이야기를 최대한 줄이고, 교과서나 논문에 확립된 사실을 전달하려고 노력하였습니다.

이 책을 통해 독자가 문제의 본질에 접근하고 그것을 토대로 보다 논리적으로 사고하게 된다면 더 이상의 보람은 없겠습니다. 누군가 한 사람이라도 "발을 이리저리 움직이는 운동을 한다고 커진 발이 다시 줄어들지 않듯이, 눈이 앞뒤로 길어진 결과인 근시가 눈운동(체조)를 한다고 다시 줄어들 수가 없겠구나"라고 생각하신다면, 이 책을 쓴 긴 시간과 노력에 대한 보람을 느낄 수 있겠습니다. 또한 이 책을 통해 올바른 안과 지식이 전해져서 제때 치료받으면 잘 볼 수 있는 어린이의 문제점이 빨리 진단되어 보다 건강한 눈과 마음을 가진 어린이로 성장할 수 있기를 바랍니다.

저희를 가르쳐주신 스승님과 환자, 사랑하는 가족의 도움과 보살핌 덕분으로 배우고 익혀 이 책을 쓸 수 있었습니다. 마음 깊이 감사드립니다. 자문에 응해주셨던 분당서울대학교병원 안과의 여러 교수님과 사진을 찍느라 애써주신 이미나 님과 연제진 님께 감사드립니다. 마지막으로 이 책을 읽어주신 독자께 감사드리며 행운을 빕니다.

2023년 2월 10일
지은이 황정민

CONTENTS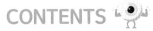
차례

일러두기

• 신생아는 생후 4주까지, 영아는 생후 1개월~만 1세 이전, 유아는 만 1세~6세까지의 아기
입니다. 그러나 이 책에서는 간혹 영아와 유아를 엄밀히 구분하지 않고 생후 1개월부터
만 6세까지의 아기를 유아로 표기하기도 했습니다.

• 이 책에서 말하는 월령이나 나이는 모두 만 나이입니다.

• 이 책의 내용이 안과 전문의의 진료를 대신할 수는 없습니다. 이 책을 보시고 아기 눈 이
상이 의심되시면 즉시 안과 전문의의 진료를 받으시길 부탁드립니다.

• 이 책 맨 앞에 있는 <집에서 하는 시력검사 기록표>를 이용해 집에서 아이의 시력검사
를 해보십시오. 두 눈 각각 5개 그림 중에서 4개 이상 맞추고 눈의 다른 이상이 없는 경
우 일단 정상이라고 판단할 수 있습니다. 굴절이상의 조기 발견을 위한 간단한 시력검
사는 장려되지만, 안과 전문의의 완전한 안과 검사를 대신할 수는 없습니다. 굴절 상태
는 계속 바뀔 수 있으므로 6개월에 한 번은 정기적인 안과 검진이 반드시 필요합니다.
안과에 가실 때는 집에서 작성하신 기록지를 갖고 가시면 도움이 됩니다.

제 1 장

알아야

눈을

지킬 수

있다

눈에 관해 잘못 알고 있는 상식

"몸이 천냥이면 눈은 구백냥"이라는 속담이 있습니다. 보는 것이 가장 중요한 기능이라고 할 수 있습니다. 자, 그럼 우리가 자신의 눈에 대해 얼마나 잘 알고 있는지 한번 알아볼까요?

시력에 대해 잘못 알고 있는 상식

모빌은 아기의 시력 발달을 도와준다?

모빌이 특별히 시력 발달에 도움이 되지는 않습니다. 시력이 발달하려면 첫째, 눈 구조가 정상이고, 둘째, 굴절이상(근시·난시·원시 등)이나 백내장 등의 시력 발달을 방해하는 원인 질환이 없어야 합니다. 즉 정상인 눈 구조에 이상이 없다면 정상적으로 시력이 발달됩니다. 특별히 모빌이나 장난감이 시력 발달을 촉진시키는 것은 아닙니다.

어두운 곳에서 책을 보면 눈이 나빠진다?

아닙니다. 이 말이 맞다면 호롱불 밑에서 책을 읽은 옛날 선비들은 전부 다 지독한 근시가 되었을 것입니다. 과학적으로 근거가 없는 얘기입니다. 어두운 곳에서 사진을 찍는다고 카메라가 고장 나지 않는 것과 마찬가지입니다.

그러나 어두운 곳에서 책을 보면, 잘 안 보이므로 가까이 보게 되고, 이렇게 가까이 오래 보면 근시가 심해질 수 있으므로 적절한 조명과 독서 거리 유지가 중요합니다.

모빌에 대하여

• 모빌이 시력에 영향을 미치나요?
– 그런 증거는 없습니다.
• 모빌을 사용하면 사시가 되나요?
– 모빌을 보면 사시가 생긴다고 믿는 어머니들이 간혹 계십니다. 사실 무근입니다. 모빌과 사시는 아무 상관이 없습니다. 눈을 위로 치켜 뜨거나 한쪽을 본다고 사시가 생기는 것은 아닙니다.

눈이 나쁜 사람이 작은 글자를 보면 눈이 더 나빠진다?

눈이 나쁜 사람이 작은 글자를 보면 눈이 더 나빠지냐고 묻는 분들이 있는데, 그렇지 않습니다. 작은 글자를 잘 볼 수 있도록 적절한 안경을 쓴다면 작은 글자를 본다고 눈이 더 나빠지는 것은 아닙니다. 그러나 작은 글자를 볼 때 안경이 없어 잘 안 보여 가까이 오래 보면 근시가 심해질 수 있으므로 맞는 안경을 쓰고 적절한 거리에서 보는 게 좋습니다.

핀홀효과(바늘구멍 효과)란?

카메라로 사진을 찍을 때 앞뒤의 물체를 모두 잘 나오게 하려면 조리개를 바늘구멍처럼 작게 하고 셔터 속도를 길게 하는데(심도를 깊게 한다고 합니다), 바로 이것을 핀홀효과라고 합니다. 근시인 사람이 안경 없이 멀리 있는 물체를 볼 때 눈을 찡그리고 가늘게 뜨면서 보면 잘 보이는데, 이렇게 하면 핀홀효과로, 초점 심도가 깊어져 물체 상이 잘 맞히게 됩니다.

TV를 가까이에서 보는 아이

아이가 너무 가까이에서 TV를 본다면, 안과 검진을 받는 게 좋습니다. 그리고 눈이 나쁠 수도 있지만 귀에 문제가 있을 수 있기 때문에 소아청소년과나 이비인후과 진료를 안과 진료와 더불어 받아보시는 것이 좋습니다.

구멍 뚫린 눈가리개 안경이 시력을 좋게 한다?

통신판매에서 눈이 좋아진다고 선전하면서 구멍이 많이 뚫린 검은 눈가리개를 팝니다. 이것은 눈을 좋아지게 하지 못합니다. 이 작은 구멍들을 통해 보면 초점 심도가 깊어져서 사물이 잘 보이는 효과가 생깁니다. 바로 핀홀효과(pinhole effect) 때문이지요. 이렇게 작은 구멍을 눈앞에 대고 보면 그냥 보는 것보다 잘 보이지만 가리개를 치우면 다시 안 보입니다.

🔍 근시에 대해 잘못 알고 있는 상식

텔레비전을 가까이에서 보면 눈이 나빠진다?

아닙니다. 텔레비전을 가까이에서 보면 전자파가 해로울지는 모르겠으나 그것 때문에 시력이 저하되지는 않습니다. 그보다는 근시가 있어 멀리 잘 못 보기 때문에 텔레비전 앞으로 다가가서 보게 됩니다.

부모가 근시가 없으면 아이는 근시가 안 생긴다?

부모가 근시가 없다고 아이가 다 근시가 없지는 않습니다. 근시가 생기는 데는 대략 유전이 반, 근업(가까운 것을 보는 일, 예를 들면 책읽기) 등의 환경적 요인이 반을 차지합니다. 그러므로 부모가 근시가 없어도 아이는 근시가 생길 수 있습니다.

나이 들면 근시가 좋아진다?

그렇지 않습니다. 나이가 들면 조절력이 떨어지는 노시안이 되어 가까운 걸 보려면 근거리용 안경이 필요합니다. 이때 정상이던 사람은 볼록 렌즈(일명 돋보기) 안경을 쓰므로, 나이 들면 원시가 된다고 오해할 수 있습니다. 사실이 아닙니다. 근시인 사람은 계속 근시, 원시인 사람은 계속 원시, 난시인 사람도 계속 난시가 있습니다. 즉 근시인 사람은 늙어도 멀리 볼 때는 여전히 전에 쓰던 근시 안경을 똑같이 쓰고, 가까이 볼 때만 근거리 안경을 근시 도수를 줄여서 쓰게 됩니다. 정시인 노시안은 책 보는 거리인 33cm를 보려면 +3디옵터의 근거리 안경이 필요합니다. 원래 마이너스(-)1디옵터 근시라면 +2디옵터(-1+3=2) 근거리 안경이, 원래 근시가 -2디옵터인 사람이라면 +1디옵터(-2+3=1)의 근거리 안경이 필요합니다. 원래 근시가 -3디옵터라면 근거리 안경이 필요 없습니다(-3+3=0). 그래서 -3디옵터 근시는 노시안이 되어도 평생 맨눈으로 가까이 있는 물체를 잘 볼 수 있어 '황금근시'라고 합니다.

🔍 안경에 대해 잘못 알고 있는 상식

안경을 쓰면 눈이 더 나빠진다?

아닙니다. 안경을 쓰든 안 쓰든 근시는 계속 진행합니다. 근시는 눈알이 길어지기 때문에 생깁니다. 몸이 성장하면서 눈알 길이도 그만큼 길어지기 때문에 보통 10대 중반까지는 계속 근시 도수가 높아집니다. 안경은 물체의 상이 망막에 제대로 맺히도록 도와주는 기구일 뿐, 안경 그 자체가 시력을 좋게 하거나 나쁘게 하진 않습니다.

안경은 어릴 때는 가급적 쓰지 않는 것이 좋다?

어린이의 눈은 보통 6세까지 시력 발달이 거의 완성됩니다. 이 시기를 전후로 아이 눈에 문제가 생기면 평생 시각장애를 안고 살아야 하므로 조기 진단과 조기 치료가 무척 중요합니다. 굴절이상이 심하거나 두 눈 굴절상태가 많이 다른 부등시(일명 짝눈)가 있다면 시력 발달에 지장이 없도록 안경을 써야 합니다.

안경은 시력이 나쁜 경우에만 쓴다?

안경을 쓰는 이유는 크게 두 가지입니다. 하나는 잘 보기 위해서이고, 또 하나는 눈을 보호하기 위해서입니다. 운동, 실험 등을 할 때 눈을 보호하기 위해 안경을 씁니다. 특히 두 눈 중 한 눈만 볼 수 있다면 좋은 눈에 폴리카보네이트처럼 단단한 렌즈를 넣은 안경을 쓰는 것이 안전합니다.

안경을 쓰면 눈이 튀어나온다?

아닙니다. 안경을 쓰면 점점 눈이 튀어나온다는 말을 많이 하지만, 이것은 안경 때문이 아니라 근시가 점점 심해지기 때문입니다. 근시는 눈알이 앞뒤로 길어져서 생깁니다. 나이를 먹으면서 눈알은 점점 길어지고 눈을 둘러싸고 있는 뼈 때문에 눈이 뒤로 이동할 수는 없으므로 눈알이 점점 앞으로 나올 수밖에 없는 것입니다. 안경은 죄가 없습니다.

안경을 썼다 벗었다 하면 눈이 더 나빠진다?

아닙니다. 근시는 계속 진행하므로 안경을 쓰든 안 쓰든 계속 도수가 높아집니다. 그러나 다음 경우에는 안경을 항상 쓰는 게 좋습니다.
① 굴절이상(근시, 원시, 난시)이 심해 안경을 쓰지 않으면 시력 발달이 어려운 경우
② 두 눈의 시력 차이가 큰 굴절부등(일명 짝눈)이 있는 경우
③ 사시가 있는 경우: 원시와 관련된 내사시가 있는데, 이 경우는 안경

을 벗으면 한눈이 몰리는 내사시가 됩니다. 원시와 관련된 굴절내사시가 있으면 늘 안경을 써야 합니다(제8장 사시 참조).

시력을 잴 때는 안경을 벗고 재야 정확하다?

아닙니다. 가장 잘 볼 수 있는 시력이 가장 중요합니다. 그러므로 굴절이상이 있으면 안경이나 콘택트렌즈를 쓰고 가장 잘 볼 수 있는 시력을 잽니다. 안경을 쓰는 사람은 시력을 측정할 때 안경을 쓴 상태에서 시력을 재야 합니다. 그래서 안과에 갈 때 안경을 쓰고 가는 것이 좋습니다.

안경을 쓰면 잘 보이고, 벗으면 안 보인다?

안경을 썼을 때 잘 보인다면 심각한 눈 이상이 없을 가능성이 높고, 굴절이상(근시·난시·원시 등)이 원인이므로 안경만 쓰면 됩니다.

안경을 써도 안 써도 안 보인다?

두 가지 가능성이 있는데
① 안경이 맞지 않거나
② 굴절이상(근시, 난시, 원시 등)이 아닌, 다른 심각한 눈 질환이 있을 가능성이 있습니다.

안과 검사에 대해 잘못 알고 있는 상식

안과 검사는 숫자를 읽으면 한다?

숫자를 읽지 못해도 안과 검사를 할 수 있습니다. 신생아도 안과 검사를 하면 시력 발달에 문제가 있는지 알 수 있습니다. 신생아 시기부터 시력 발달에 지장을 줄 굴절이상이나 백내장 등이 있지 않은지 검사하는 것이 필요합니다.

나안시력과 교정시력

시력에는 ㅣ나안시력과 교정시력이 있습니다. 나안시력은 안경이나 콘택트렌즈 등을 착용하지 않은 상태에서 잰 시력을 말합니다. 하지만 나안시력보다 더 중요한 것이 교정시력입니다. 교정시력은 안경이나 콘택트렌즈를 착용한 상태에서 잰 시력을 말하는데, 생활에서 기준이 되는 시력은 나안시력이 아니라 교정시력입니다.

이럴 때는 꼭 안과 검사를!

다음의 경우 안과에 가서 검사를 받는 것이 안전합니다.

• 아이가 눈을 잘 마주치지 못하는 경우
• 아이가 잘 넘어지는 경우
• 고개를 기울이고 보는 경우
• 책이나 텔레비전을 가까이에서 보는 경우
• 눈꺼풀이 처져 보이는 경우
• 눈동자가 몰려 보이는 경우
• 눈이 흔들리는 경우

안과 검사는 아이가 안 보인다고 해야 한다?

어린이는 눈이 안 보여도 그게 이상인지 모르고, 남들도 그렇게 본다고 잘못 알 수 있습니다. 특히 한 눈이 안 보이면 잘 보이는 반대편 눈으로 보므로 이야기하지 않습니다.

안과 검사를 한 번 받으면 다시 안해도 된다?

눈 이상이 처음에 없다가 나중에 생기는 경우도 많으므로 정기적으로 안과 검사를 하는 것이 안전합니다.

🔍 사시에 대해 잘못 알고 있는 상식

사시는 크면 자연히 없어진다?

사시는 아이가 자라면서 자연히 없어지는 것이 아닙니다. 사시가 저절로 없어지는 경우는 매우 드뭅니다. 사시가 저절로 없어졌다면 실제로는 사시가 아니고 사시처럼 보이는 가성내사시였을 가능성이 높습니다. 영아기 때 아기의 눈은 코가 낮기 때문에 코쪽 피부가 눈을 덮어서 사시처럼 보일 수 있습니다.

사시인지 아닌지는 안과 검사를 받아보아야 합니다. 사시로 판정되면 적절한 시기에 교정해주어야 합니다. 사시를 치료하지 않고 내버려두면 약시 등의 시력장애가 생길 수도 있고, 입체시가 되지 않으며, 사시로 인해 자녀가 열등감을 느낄 수 있으므로 부모님이 세심하게 신경을 쓰셔야 합니다.

사시 흉내를 내면 진짜 사시가 된다?

아이들은 장난기가 많습니다. 그래서 다른 쪽을 쳐다보거나 한쪽으로 눈을 쏠리게 하는 등의 사시 흉내를 곧잘 냅니다. 그러면 부모님들은 저러다 나중에 진짜 사시가 되면 어떡하나 걱정들을 많이 하십니다. 그러나 이런 행동으로 사시가 되지는 않습니다.

사시 수술은 레이저로 해야 좋다?

아닙니다. 전 세계 어느 나라에서도 사시 수술을 레이저로 하지는 않습니다.

사시 수술을 레이저로 하냐고 묻고, 아니라고 가위를 쓴다고 하면 황당해하는 분이 계십니다. 수술할 때 쓰는 가위는 매우 좋은 재질로 정교하게 만들어진 고가의 수술용 기구입니다. 레이저는 접근하기 힘든 구조물(예를 들어 눈 속의 망막이나 섬유주)을 수술할 때 쓰고, 그 자국이 가위처럼 깨끗할 수 없습니다. 직접 접근하기 쉬운 눈 근육 수술에는 레이저가 필요 없습니다.

약시란?

약시(弱視)란 눈 자체는 이상이 없어서 잘 볼 수 있는 눈인데도 어려서 시력이 정상적으로 발달되지 않아 잘 보지 못하게 된 경우입니다. 흔히 눈이 나쁘면(즉 단순한 굴절이상이면) 안경을 쓰면 잘 보게 되지만, 약시인 눈은 안경을 써도 잘 보지 못합니다.

때문에 어려서 안경이 필요하면 안경을 씌우고, 시력이 좋은 눈을 가려 약시 눈을 쓰게 하여 약시 눈 시력을 좋게 만듭니다. 자세한 사항은 7장 약시편을 보세요.

🔍 눈 질환에 대해 잘못 알고 있는 상식

눈병이 났을 때 소금물 혹은 식염수로 씻어주면 좋다?

아닙니다. 우리 눈의 눈물에는 여러 가지 항균물질이 들어 있기 때문에 눈에 이물질이 들어간 경우 말고는 눈을 씻지 않습니다. 식염수도 쉽게 오염될 수 있어 위험하지만, 집에서 만든 소금물은 더욱 좋지 않습니다. 세균이 있을 수도 있고, 채 녹지 않은 소금알갱이가 각막을 손상시킬 수도 있습니다. 눈병이 나면 안과 진료를 받는 게 가장 안전합니다.

눈병 난 사람을 쳐다보면 옮는다?

아닙니다. 쳐다본다고 눈병이나 다래끼가 옮지는 않습니다. 대부분의 눈병은 손을 통해 전염됩니다. 눈이 불편하니까 손으로 눈을 만지게 되는데, 이때 손에 바이러스가 묻게 됩니다. 이 손으로 수건을 쓰거나 컵, 문손잡이 등을 잡거나 해서 다른 사람에게 전염되는 것입니다. 따라서 주위에 눈병 걸린 사람이 있을 때는 수건, 세면도구 등을 같이 사용하면 안되며, 눈을 만지기 전에 손을 깨끗이 씻는 등 위생에 철저히 신경을 써야 합니다.

현대의학 기술로 안구이식도 가능하다?

안구이식을 각막이식과 혼동해서 이런 말씀을 하시는 분들이 많습니다. 안구이식은 말 그대로 안구 즉 눈알을 이식하는 것이고, 각막이식은 각막을 이식하는 것입니다. 각막이식은 과거 「눈을 떠요」라는 TV 프로그램에서 이미 본 것처럼 현대의학 기술로 충분히 할 수 있는 수술입니다. 반면 안구이식은 현대의학 기술로도 아직 불가능합니다. 각막은 안구의 가장 바깥표면에 있는 것으로 각막이 심각하게 손상되면 시력을 잃을 수 있는데, 이때 손상된 각막을 도려내고 다른 사람의 각막을 이식하는 것이 바로 각막이식 수술입니다. 각막은 혈관이 없는 조직인 데다 재생복원력 또한 뛰어나기 때문에 다른 사람의 각막을 이식해도 조직 거부반응이 적습니다. 각막이식 수술은 각막에 이상이 있는 경우에만 효과를 볼 수 있는 수술입니다. 망막이나 시신경에 이상이 있는 경우에는 각막을 이식해도 시력이 회복되지 않습니다.

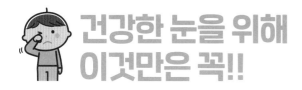

건강한 눈을 위해 이것만은 꼭!!

누구나 건강한 눈을 가지길 원하지만 모두가 가질 수 있는 것은 아닙니다. 부디 이 책을 읽는 분들은 건강한 눈을 가지실 수 있기를 기원하며… 건강한 눈을 위해 이것만은 꼭 알아두시길 부탁드립니다.

🔍 시력에 대해

어린이 시력은 적절한 시각 자극이 있어야 발달합니다

어린이 몸이 성장하려면 음식을 먹어야 하듯이 시력이 발달하려면 적절한 시각 자극이 필요합니다. 즉 망막 특히 황반부에 깨끗한 상이 맺혀야 합니다.

- 근시, 난시, 원시 등의 굴절이상이 없어야 상이 망막에 정확히 맺힐 수 있습니다. 굴절이상이 있다면 안경을 써서 상이 망막에 맺히도록 해야 합니다(근시는 65쪽, 원시는 81쪽, 난시는 85쪽 참조).
- 백내장이 있으면 렌즈가 뿌연 상태라서 상이 망막에 맺히기 어렵습니다.
- 사시가 있으면 사시인 눈은 정확히 황반부 중심오목에 상이 맺힐 수 없어 시력 발달이 안 되어 약시가 생길 수 있습니다(132쪽 참조).

그러므로 굴절이상을 교정하고, 백내장이 심하면 생후 1주 이내라도 최대한 빨리 수술하고, 사시를 교정해서 망막 황반부 중심오목에 상을 맺도록 해야 합니다. 보다 자세한 시력 발달에 대해서는 3장 시력 발달을 보세요.

🔍 근시에 대해

근시 진행을 늦출 수 있는 방법이 있습니다

최근 약물이나 특수 콘택트렌즈로 근시 진행을 효과적으로 늦출 수 있는 방법이 있습니다. 근시 진행이 빠르거나 부모 중 근시가 심한 사람이 있다면 안과 의사와 상의해보시는 것을 추천합니다. 보다 자세한 것은 5장 굴절이상을 보세요.

🔍 안경에 대해

얼굴 크기에 맞는 안경테를 골라야 합니다

몸에 맞는 옷을 입어야 하듯이 얼굴에 맞는 안경테를 골라야 합니다. 얼굴이 아주 작은 아기는 얼굴에 맞는 작은 안경을 쓰는 것이 매우 중요합니다. 특히 도수가 높거나 프리즘안경에서는 안경알의 중심에 도수나 프리즘이 가장 잘 맞으므로 안경알 중심에 아이의 눈의 애기동자가 위치해야 합니다. 얼굴이 작을 때는 아기에게 맞는 작은 안경테가 많은 안경점을 찾으세요. 보다 자세한 것은 6장 굴절이상의 교정을 보세요.

🔍 유전에 대해

모든 안과 질환은 유전될 수 있습니다

아이의 DNA는 하늘에서 뚝 떨어진 게 아니고 부모로부터 받은 DNA입니다. 그러므로 부모의 모든 질환은 유전될 수 있습니다. 부모 중 한 명이라도 안경을 쓰면 아이가 안경을 쓸 가능성이 아주 높습니다. 여태까지 부모가 안경을 쓰는데 아이가 안경을 안 쓰는 경우는 못 보았습니다. 슬프지만… 나의 모든 질환은 아이에게도 나타날 수 있습니다. 부모의 질환이 심각하다면 아주 어려서부터 안과 검사를 해서 조기 발견하고, 필요하면 조기 치료하는 것만이 답입니다.

🔍 안과 검사에 대해

아무리 어려도 안과 검사가 가능합니다

신생아도 안과 검사가 가능합니다. 신생아에서 선천백내장은 생후 1일에 발견해 생후 1주 내 준응급으로 수술합니다. 신생아 시기부터 시력 발달에 지장을 줄 굴절이상이나 백내장 등이 있지 않은지 검사하는 것이 필요합니다.

입학 전에 시력검사를 받으세요

학교에 입학하기 전에 수업을 제대로 보고 들을 수 있는지 안과 검사를 하여 확인해야 합니다. 아이가 안경을 쓴다면 수시로 시력이 변하지 않는지 확인해야 합니다. 굴절이상이 계속 바뀌기 때문입니다.

이럴 때는 꼭 안과 검사를 받아야 합니다

어린이는 시력이 나쁘다는 이야기를 안 하는 경우가 많으므로 평소 부모가 세심하게 관찰해서 조금이라도 이상하면 안과 검사를 받아야 합니다. 특히 아래의 경우는 빨리 안과 검사를 받으세요.
① 아이가 눈을 잘 마주치지 못한다.
② 잘 넘어진다.
③ 고개를 기울이고 본다.
④ 책이나 텔레비전을 가까이에서 본다.
⑤ 눈꺼풀이 처져 보인다.
⑥ 눈동자가 몰려 보인다.
⑦ 눈이 흔들린다.

🔍 눈병(결막염)에 대해

눈병에 걸리지 않으려면 눈을 만지기 전에 손을 씻어야 합니다

눈병(결막염)은 눈을 만져야 전염됩니다. 눈병에 걸리면 눈이 불편하니까 손으로 눈을 만지게 되는데, 이때 손에 바이러스가 묻게 됩니다. 이 손으로 수건을 사용하거나 컵이나 문 손잡이를 잡아 바이러스를 묻히고, 이걸 다른 사람이 잡아 손에 바이러스를 묻히고 눈을 만지면 전염되는 것입니다. 따라서 주위에 눈병에 걸린 사람이 있을 때는 수건, 세면도구 등을 같이 사용하면 안 되며, 눈을 만지기 전에 손을 깨끗이 씻는 등 위생에 철저히 신경을 써야 합니다.

눈이 가렵다고 비비면 위험합니다

가려우면 눈을 자주 오래 비비게 됩니다. 가려워서 눈을 비비는 대표적인 경우가 알레르기입니다. 눈을 세게 자주 오래 비비면 다음의 문제가 생길 수 있습니다.

① 각막 모양이 바뀝니다. 특히 원추각막 같은 각막확장증이 생기거나 약화될 수 있습니다.

② 각막을 눌러 압력을 가하므로 안압이 오를 수 있습니다. 이런 상황이 반복되면 시신경도 손상될 수 있습니다.

③ 홍채가 분열되거나 수정체 껍질이 파열되거나, 인공수정체가 제 위치에 있지 못하고 떨어질 수 있습니다.

④ 드물지만 망막열공이나 망막박리가 생겨 시력을 잃을 수 있습니다.

그래서 알레르기 약을 넣어 염증을 줄여 가려움을 줄이고, 비비지 않도록 해야 합니다.

🔍 컴퓨터와 핸드폰 사용에 대해

지금은 일상의 많은 시간을 컴퓨터나 핸드폰을 보면서 지냅니다. 다음은 미국안과학회에서 이럴 때 권장하는 사항입니다.

- 컴퓨터는 65cm 이상 띄워 봅니다. 핸드폰은 팔을 최대한 뻗어 50cm 띄워 봅니다.
- 화면은 정면보다 약간 아래 두는 게 좋습니다.
- 가능하면 화면이 너무 환하지 않도록 합니다.
- 20분마다 20피트(6미터) 떨어진 물체를 20초간 보는 "20-20-20" 법칙을 따릅니다.
- 눈이 건조하면 눈을 깜박이고, 인공눈물을 넣습니다.
- 스크린이 잘 보여 눈이 피로하지 않도록 방의 조명을 조정합니다.
- 콘택트렌즈를 쓰는 시간을 줄이고 안경을 씁니다.

🔍 눈 사고 예방, 이 점을 주의하세요

일상에서 아이 눈 다치지 않도록 조심하세요

무엇이 위험한지 잘 알고 조심해야, 다쳐서 시력을 잃는 안타까운 일을 막을 수 있습니다.

일상생활에서 눈이 다치는 주요 원인은 다음과 같습니다.

- 침대, 계단, 탁자 등에서 떨어지는 경우
- 모서리에 부딪히는 경우
- 일상생활의 도구나 장난감을 잘못 사용하는 경우
- 숟가락, 젓가락, 포크, 칼, 펜, 종이, 연필 등에 다치는 경우
- 비누, 페인트, 접착제, 살충제, 집에서 쓰는 용제 등에 잘못 노출되는 경우

화약놀이는 매우 위험합니다

화약놀이는 자칫 생명을 앗아 갈 수도 있는 매우 위험한 놀이입니다. 참고로 미국에서는 1999년 10개월 동안 19명이 화약놀이를 하다가 사망했다는 통계도 있습니다. 전체 화상의 30%가 손, 팔, 얼굴 등 우리 몸의 윗부분에 생기고, 이 경우의 20%는 눈을 다칩니다. 화약놀이는 종류를 불문하고 절대 하지 못하도록 단단히 주의를 주십시오.

집에서는 이렇게 조심해주세요

- 신생아는 자기 손톱에 다칠 수 있으니 손톱을 잘 깎아주세요.
- 연필이나 낚시바늘, 칼, 바늘, 클립 등에 찔릴 수 있으니 주의해야 합니다.
- 화살이나 다트 같은 날카로운 기구는 위험합니다.
- BB탄 등 총알이 튀어나오는 장난감은 사주지 마세요.
- 화학약품도 아이들의 눈에는 매우 위험할 수 있습니다. 하수도 뚫는 약, 락스, 세제, 뿌리는 살충제나 때 제거제 같은 것은 아이들 손이 닿지 않는 곳에 두세요.
- 화상 역시 매우 주의해야 합니다. 불꽃놀이 폭죽이나 화약 근처에 절대로 아이를 두면 안 되고 캠프파이어를 할 때도 불꽃이 아이 눈에 튈 수 있으므로 안전거리를 충분히 두어야 합니다.
- 아이를 안고 뜨거운 음식을 먹으면 안 됩니다.
- 담배연기는 아이들의 눈에 자극을 줄 수 있기 때문에 아이 방에서 담배를 피우면 안 됩니다. 특히 아기를 안고 담배를 피우면 재가 떨어질 수 있으므로 조심해야 합니다. 아기 근처에서는 절대로 금연입니다.
- 물이 있는 곳은 미끄럽습니다. 목욕시킬 때 매우 조심하세요.
- 요리할 때 기름이 튀는 부근에 아이를 두지 마세요.
- 물건을 움직일 때 아이가 작업 반경에 없는 것을 확인하고 하세요.
- 빨래를 털 때 아이가 주위에 없는지 살펴보고 하세요.
- 차 시동을 위해 점프(jump-start)할 때 절대로 아이를 근처에 두지 마십시오. 배터리가 폭발하여 산이 눈에 손상을 줄 수 있습니다. 특히 주의할 것은 플러스는 플러스끼리 배터리에 연결하지만, 마이너스는 절대로 배터리끼리 연결하면 안 되고 차의 엔진에 연결하여야 합니다. 플러스는 붉은색이고 마이너스는 검은색 단자입니다.
- 가루가 날리는 곳에 아이를 두지 마세요.
- 차창 밖으로 고개를 내밀게 해서는 안 됩니다.
- 벽에 못 박을 때 근처에 아이를 두지 마세요. 가능하면 전문가를 불러

못을 박고, 직접 할 때는 반드시 단단한 안경을 써야 하고, 매우 조심해야 합니다. 해마다 이사철이 되면 못 조각이 눈에 튀어 실명하는 사람이 생깁니다.

- 끝이 날카로운 화초에도 눈을 다칠 수 있습니다.
- 잔디 깎는 기계나 제초기 근처에 아이가 있어서도 안 됩니다. 어른도 제초기 근처에서 튄 돌에 눈을 심하게 다칠 수 있으므로 아주 조심해야 합니다.

이런 장난감은 위험합니다

- 모서리가 날카롭고 단단하고 뾰족한 장난감이나 물건은 모두 치워야 합니다. 못이나 압정은 말할 것도 없습니다.
- 형제의 나이 차이가 많을 경우, 장난감은 구분해서 가지고 놀도록 합니다. 보관도 물론 따로 하셔야 합니다.
- 공기총, 화약, 활, 화살, 새총, 다트 화살 등 튀어나가거나 쏠 수 있는 장난감은 아주 위험합니다. 절대 피해야 합니다.
- 장난감을 보관할 때는 굴러 떨어지지 않도록 주의해서 보관합니다.
- 망가지거나 파손된 장난감은 바로 수선하거나 치웁니다.

운동할 때 아이 눈 다치지 않도록 조심하세요

운동할 때, 특히 배드민턴, 탁구, 야구같이 공으로 하는 운동을 할 때는 보호안경을 써서 눈이 다치지 않게 해주세요. 반드시 헬멧이나 얼굴 보호구 등 필요한 안전 장비를 갖추도록 지도해주세요.

레이저 포인터는 장난감이 아닙니다!

레이저 포인터란 빨간 레이저 불빛이 나와서 멀리 있는 물체를 가리킬 때 쓰이는 도구입니다. 회의 등에서 발표하는 사람이 말하고 있는 것을 화면에서 가리킬 때 매우 유용하게 쓰입니다. 1997년 미국 식품의약청(FDA)은 레이저 포인터의 위험을 주의하였으며, 1998년 미국안과학회는 11살과 13살, 두 명의 소녀에서 레이저 포인터로 인한 시력 저하가 보고되자 레이저 포인터를 어른의 감독하에만 아이들이 사용할 수 있도록 경고했습니다. 실제로 레이저 포인터로 인해 망막색소상피세포의 손상이 초래되어 시력이 감소하고 시야 결손이 생긴 사례가 보고된 바도 있습니다. 이처럼 눈을 다친 사례가 있으므로 레이저 포인터를 남의 눈에 비추거나 그 불빛을 마주보지 말도록 주의시켜야 합니다. 특히 아이들은 레이저 포인트를 장난감처럼 갖고 놀기 쉬운데, 함부로 가지고 놀지 못하도록 해야 합니다.

🔍 눈에 이물이 들어가면

눈에 이물이 들어가면 절대로 눈을 비벼서는 안 됩니다. 각막에 더 심하게 상처를 줄 수 있기 때문입니다. 눈을 건드리지 말고 눈물을 계속 흘려 이물이 흘러나오도록 하고, 안과에 가서 빼내는 것이 가장 좋습니다. 바람 부는 때 돌가루가 눈에 들어갔는데 마구 비벼서 각막에 혼탁이 남아 시력이 떨어진 경우도 있습니다. 집수리 등을 하면 쇳가루나 톱밥 등이 결막이나 각막에 들어가 박힐 수 있습니다.

⊙ 눈을 다치면

눈을 다치면 외상의 종류에 따라 응급처치 요령이 달라지겠지만, 눈이 찔리거나 안구내 조직이 일부 밖으로 나온 경우는 억지로 벌려서 보려고 하지 말고 곧바로 안과가 있는 병원 응급실로 가야 합니다. 눈을 벌리려고 압력을 가하면 찢어진 틈으로 눈 조직이 더 나와서 손상이 커집니다.

이럴 때는 눈이 다쳤는지 살펴보세요!
- 눈이 아프다고 할 때
- 눈이 안 보인다고 할 때
- 눈꺼풀에 상처가 있을 때
- 눈을 잘 움직이지 못할 때
- 눈동자 크기, 모양이 이상할 때
- 눈에 피가 보일 때
- 눈이나 눈꺼풀에 쉽게 떼어지지 않는 것이 붙어 있을 때

⊙ 눈은 우리 몸의 창입니다

눈은 우리 몸에서 유일하게 혈관을 직접 들여다볼 수 있는 곳입니다. 혈

관에 이상이 나타나는 고혈압, 당뇨, 고지질혈증 등을 망막 혈관을 보고 평가할 수 있습니다. 그래서 고혈압, 당뇨, 고지질혈증 등이 있으면 내과에서 안과로 망막검사를 의뢰하곤 합니다. 낭뇨를 오래 앓으면 낭뇨망막병증이 생깁니다. 당뇨망막병증은 시력을 잃게 되는 매우 심각한 질환입니다. 그래서 당뇨가 있으면 반드시 정기적으로 눈 검사를 받아야 합니다.

제 2 장
우리
눈의
구조

눈의 구조와 기능

"사랑하면 알게 되고, 알면 보이나니, 그때 보이는 것은 전과 같지 않으리라." 유홍준의 『나의 문화유산답사기』에 나오는 말입니다. 눈에 이만큼 들어맞는 말이 또 있을까요? 우리 몸의 기관 중에 소중하지 않은 것은 하나도 없지만, 그 중에서도 눈의 소중함은 아무리 강조해도 지나치지 않습니다. 눈물과 눈꺼풀과 수정체를 이해하면 왜 컴퓨터 작업을 하면서 중간중간 휴식을 취해야 하는지, 건성안을 방지하려면 무엇을 어떻게 해야 하는지 알 수 있습니다. 눈에 대해 제대로 알기, 바로 눈 사랑의 시작입니다. 자, 그럼 각막에서부터 시신경까지 눈의 모든 구조를 하나하나 알아볼까요?

🔍 눈의 기능은 사진기와 비슷합니다

사진기가 렌즈를 조절해서 필름에 상을 맺듯이, 우리 눈은 렌즈에 해당하는 수정체를 조절해서 필름에 해당하는 망막에 상을 맺도록 합니다. 즉 망막에 상이 잘 맺도록 각막과 수정체가 볼록렌즈 구실을 해주고, 거리를 조절하는 줌 역할을 하는 모양체가 수정체 모양을 바꿔주며, 암실 역할을 하는 포도막이 있습니다. 우리가 잘 보기 위해서는 "모든 것이 합하여 선을 이루리라"처럼 "모든 것이 합하여 망막에 상을 맺히리라"라고 할 수 있습니다.

사진기에서 필름만으로 볼 수 없고 인화과정을 거치듯이, 망막에 맺힌 상은 시신경, 시각경로를 거쳐 시각중추인 대뇌로 전해져야 최종적으로 볼 수 있습니다. 그래서 눈은 정상이지만 대뇌 손상으로 볼 수 없는 경우도 있습니다.

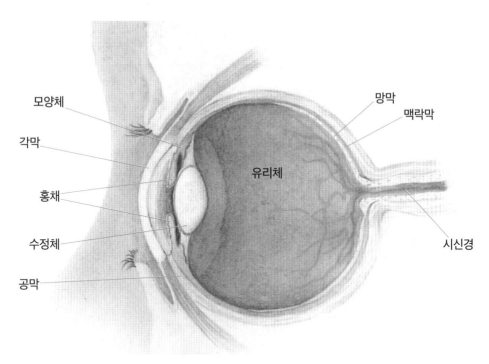

그림 1. **눈의 단면과 주요 부위**

사람의 눈은 직경 2.5cm, 부피 6cc 정도로 탁구공보다 약간 작습니다. 안구벽은 세 개의 얇은 막이 겹쳐져 있습니다. 탁구공에 비유한다면 바로 탁구공 표면이 세 개의 층으로 이뤄져 있는 것입니다(그림 1).

① 가장 바깥층은 가장 두껍고 단단한 각막과 공막으로, 눈을 싸서 보호합니다.

② 가운데층은 혈관과 색소가 풍부해서 포도껍질처럼 짙은 색을 띠고 있어 포도막이라 부릅니다. 포도막은 홍채, 모양체, 맥락막의 세 가지로 구성됩니다.

③ 가장 안쪽이 가장 중요한 망막입니다.

그럼 눈을 밖에서 볼 때 바로 보이는 흰자위와 검은자위부터 시작하는 눈 탐사여행을 떠나봅시다. 탁구공처럼 생긴 눈 외부는 검은자위와 흰자위로 이루어져 있습니다. 검은자위 위를 볼록하고 투명한 막이 덮고 있는데 이것이 각막입니다(그림 1, 2). 검은자위를 제외한 나머지 흰자위가 공막과 그 위를 덮은 투명한 결막입니다. 즉 안구의 앞쪽 6분의 1은 투명한 부분으로 각막이 있고, 뒤쪽 6분의 5는 백색의 불투명한 공막이 있어서 빛은 각막을 지나 망막으로 가게 됩니다.

검은자위

우리 눈 중앙에 있는 검은 부분을 검은자위(눈동자)라고 합니다. 갈색부분이 홍채이고, 동양인은 홍채에 색소가 많아서 갈색으로 보입니다. 홍채 가운데 뚫린 구멍을 동공(애기동자)이라고 합니다.

홍채

우리 눈을 보면 중앙에 도넛 모양의 갈색 부분이 있는데 그것이 홍채입니다. 자세히 보면 단순한 갈색이 아니라 복잡한 무늬를 가진 '무지개(虹) 색깔(彩)'처럼 보이기 때문에 홍채라고 합니다. 홍채에는 색소 과립이 모여 있는데, 그 밀도에 따라 푸른색에서 흑갈색까지 여러 가지 색을 보입니다. 동양인은 백인보다 홍채 색소 밀도가 높아 갈색으로 보입니다.

홍채는 사진기의 조리개처럼 빛의 양을 조절합니다. 빛의 양에 따라 홍채는 늘어나고 줄어들면서 동공 크기가 변합니다. 어두운 곳에서는 동공이 커져서 빛을 많이 받아들이고, 밝은 곳에서는 동공이 줄어들어 빛을 적게 받아들입니다. 홍채가 망가지면 크기 조절이 안 되어 밝은 곳에서도 동공이 줄어들지 못해서 눈이 부실 수 있습니다.

동공

검은자위 중에서도 가운데 있는 동그랗고 완전히 까만 부분으로, 애기동자라고도 합니다. 동공은 빛이 통과해서 망막까지 갈 수 있도록 홍채 가운데 뚫린 통로, 구멍입니다. 동공은 왜 까맣게 보일까요? 눈의 구조

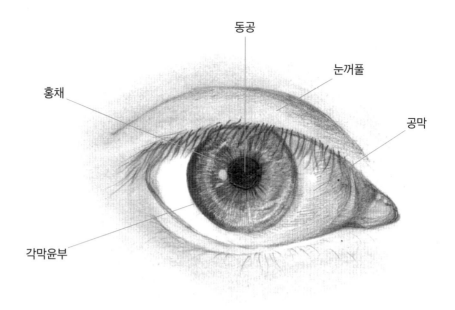

동공
눈꺼풀
홍채
공막
각막윤부

그림 2. 밖에서 본 눈

를 보면 안구벽의 가운데층인 맥락막에 검은색(짙은 포도색) 색소가 많습니다. 맥락막이 마치 어둠상자처럼 빛을 막아주어 망막에 상이 또렷이 맺히게 해줍니다.

각막

각막은 안구의 정면에 마치 손목시계의 유리처럼 둥글고 약간 불룩하게 검은자위인 홍채와 동공 위를 덮은 투명한 막입니다. 뿔[角]처럼 불룩하게 나와 있다고 해서 각막(角膜)이라는 이름이 붙었습니다. 두께는 약 1㎜입니다. 각막은 정면에 위치하며 맑고 투명해 빛을 잘 통과시킵니다. 각막 바로 안쪽에는 홍채가 위치하고 있는데, 각막이 투명하기 때문에 눈 속에 있는 홍채가 밖에서 그대로 보입니다. 각막은 외부환경에 항상 노출되어 있기 때문에 쉽게 다칠 수 있고, 여러 가지 병에 걸리기 쉽습니다. 각막 표면은 눈물에 의해 적당히 적셔지는데, 눈물은 빛을 일정하게 통과시키고 굴절시키는 역할을 합니다. 눈물 기능이 떨어지면 각막이 제대로 보호받지 못해서 헐 수 있습니다. 마치 겨울에 피부가 건조해지면 트는 것과 같습니다. 각막은 광선을 굴절시켜 망막에 도달시키는 창문 역할을 하며, 동시에 안구를 보호하는 방어막 역할을 합니다. 흔히 얘기하는 라식이나 라섹 등의 굴절수술은 이 각막의 모양과 두께를 알맞게 바꿔 굴절이상을 교정하는 것입니다.

흰자위

검은자위를 뺀 안구의 나머지 5/6를 둘러싸고 있는 흰 부분을 흰자위라고 합니다. 이 흰 부분은 공막과 그 위를 덮은 결막입니다. 공의 맨 바깥벽과 같은 역할을 합니다.

공막

공막은 안구를 감싸고 있는 강하고 질긴 0.5~1㎜ 두께의 단단한 섬유막입니다. 안구의 가장 바깥벽으로 외부의 위험으로부터 눈을 보호하고 안구 형태를 유지하는 역할을 합니다. 그래서 탄력성이 없는 강한 섬유조직으로 되어 있습니다. 공(鞏)이라는 한자는 '굳고 강하다'는 뜻을 갖고 있습니다. 안구 전체를 보호하려면 강하고 질겨야겠죠. 그래서 공막이라는 이름이 붙었습니다.

결막

결막은 투명하고 얇은 막으로 각막을 제외한 나머지 공막의 앞부분을 덮어 공막을 감싸 보호하는 역할을 합니다. 결막은 외부에 항상 노출되어 있기 때문에 바이러스나 세균에 감염되어 염증을 잘 일으킵니다. 보통 눈병이라고 하는 경우 대부분이 결막에 염증이 생긴 결막염입니다. 결막이 정상일 때는 투명해서 마치 없는 것처럼 보이지만, 외부로부터 자극을 받거나 염증이 생기면 빨갛게 충혈됩니다.

외안근

공막에는 눈을 움직이는 6개의 근육이 붙어 있는데, 이 근육을 외안근이라고 합니다. 눈 밖[外]에 붙어 눈 운동을 담당하는 근육이라고 해서 '외안근'(外眼筋)이라고 하는 것이지요. 이 외안근이 눈을 잡아당겼다 풀어주었다 하기 때문에 우리 눈이 움직일 수 있습니다.

수정체

동공 바로 뒤에 있는 양면이 볼록한 볼록렌즈 모양(앞뒤 두께 4㎜, 위아래 직경 9㎜)의 탄력성 있는 투명체를 수정체, 또는 렌즈라고 합니다. 볼록렌즈로, 각막을 통과한 빛을 다시 굴절시켜 망막에 초점이 맺히도록 합니다. 수정체 양쪽 끝은 모양체와 연결되어, 모양체 근육이 수정체 두께를 조절합니다. 가까운 물체에 사진기를 가져가면 '직' 소리를 내면서 줌이 되는데… 우리 눈 모양체는 소리 없이 조용하게 수정체 두께를 바꿔가면서 일을 합니다.

나이가 들면 수정체가 딱딱해지고 탄력성이 감소합니다. 그러면 수정체 두께 조절이 어렵게 되어 가까운 물체가 흐려 보입니다. 우리가 흔히 말하는 '노안'(노시안)이 바로 이것입니다. 그래서 노시안이 되면 볼록렌즈 안경을 써야 가까이가 잘 보입니다. 또 빛이 잘 통과하기 위해서는 수정체가 투명해야 하는데, 나이가 들면 수정체 내에 있는 단백질 성분이 변해 혼탁해집니다. 투명한 수정체가 뿌옇게 되어 흰색으로 바뀐 것을 백내장(白內障)이라고 합니다.

유리체

수정체 뒤부터 망막까지의 공간을 채우는 투명한 겔 상태의 물질로서 투명하고 찐득한 콧물 같습니다. 즉 안구 안의 공간을 채우는 물질로서 전체 안구 부피 및 무게의 2/3를 차지합니다. 99%가 수분이고 1%가 콜라겐입니다. 유리처럼 투명하다고 해서 유리체라고 합니다. 유리의 다른 말이 초자(硝子)이므로 '초자체'라고 부르기도 합니다. 나이가 들거나 근시가 심한 경우, 겔의 일부가 물처럼 변하면서 '비문증'(飛蚊症)이 생기기도 합니다. 비문증은 말 그대로 '모기(蚊)가 날아다니는(飛) 것과 같은 증상'을 말합니다. 비문증이 생기면 밝은 하늘이나 흰 면을 보았을 때 시야에 희미하게 모기 같은 것이 보이며, 시선을 이동하면 움직이는 것처럼 느껴집니다.

안방·안방수

안방(眼房)은 말 그대로 '눈[眼]의 방(房)'입니다. 안구의 각막과 수정체 사이에 있는 방 같은 공간입니다. 안방 내부는 홍채와 모양체에서 분비되는 물 모양의 투명한 액체인 안방수(眼房水)로 차 있습니다. 안방수는 계속 새로 만들어지고 배출되는데 이 생산과 배출은 언제나 평형을 유지하게끔 되어 있습니다. 안방수는 눈 안의 영양과 일정한 압력(안압)을 유지하는 작용을 하는데, 안방수가 많아지거나 배출 작용에 장애가 생겨 압력이 높아지면 안압이 높은 녹내장이 생깁니다. 참고로 눈물과 방수는 완전히 다른 것입니다.

안압

우리 몸 핏줄 안의 압력을 혈압이라고 하듯이, 안구 안의 압력을 안압이라고 합니다. 공이 동그란 모양을 유지하려면 적당한 압력이 필요합니다. 공에서 공기가 빠지면 쪼그라들고, 반대로 너무 많으면 터져버립니다. 우리 눈도 마찬가지입니다. '눈의 압력'(안압)이 지나치게 높거나 낮으면 문제가 생깁니다. 우리가 정상적인 시력을 얻으려면 눈이 완전한 구체를 이뤄야 하고, 눈이 완전한 구체를 이루려면 적당한 압력이 반드시 필요합니다. 안압이 높으면 시신경이 손상을 받습니다. 정상인의 안압 평균치는 15~20㎜Hg인데, 이 수치를 넘으면 시신경이 다칠 수 있습니다. 이게 바로 녹내장(綠內障)입니다. 그러나 안압이 정상인 정상안압녹내장도 있습니다.

망막

안구벽의 가장 안쪽에 있는 망막은 투명하고 얇은 막으로, 카메라의 필름과 비슷한 역할을 합니다. 빛이 각막과 수정체를 지나 최종적으로 도달하는 곳입니다. 무려 10개층으로 이뤄져 있습니다. 무수한 시세포와 신경섬유가 그물(網) 모양으로 막(膜)을 이루고 있기 때문에 망막(網膜)이라는 이름이 붙었습니다. 시세포에는 어두운 환경에서 약한 빛을 감지하는 간상세포와 밝은 환경에서 강한 빛을 감지하는 원추세포가 있습니다. 사람의 망막은 약 1억 개의 간상세포와 6백만 개의 원추세포가 있습니다. 올빼미나 부엉이의 눈에는 간상세포만 존재하므로 낮에는 보기 힘듭니다. 빛의 세기가 약한 밤에는 원추세포가 일하지 않아서 색을 구별하기 힘듭니다.

황반

황반(黃斑)은 망막 중에서도 보는 데 가장 중요한 곳입니다(그림 3). 계란에서 노른자(황반)가 가장 중요하듯이 우리 눈에서 황반이 가장 중요합니다. 황반부가 우리 시야의 중심부의 시력을 담당합니다. 이 중요한 황반의 중심부를 '중심오목' 또는 중심와(中心窩)라고 하는데, 와(窩)는 '오목하게 들어간 곳'을 뜻합니다. 따라서 '중심와'는 '가운데 오목하게 들어간 곳'이라는 뜻입니다. 눈은 선택과 집중이 얼마나 중요한지 보여주는 극단의 예라고 할 수 있습니다. 황반, 특히 중심오목에 원추세포가 집중적으로 모여 중심시력을 담당합니다. 반면 간상세포는 주로 황반 주변에 퍼져 있어 주변시력을 담당합니다.

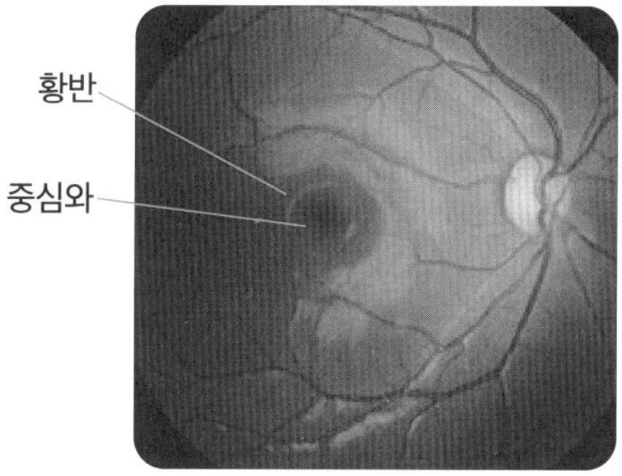

황반

중심와

그림 3. **황반과 중심와**

시신경

시신경은 눈과 뇌를 연결시켜주는 끈 같은 것입니다. 전등이 전선으로 연결되어야 불이 들어오듯이 눈에 들어온 정보가 뇌로 전해져야 볼 수 있습니다. 망막에 맺힌 상이 시신경을 통해 뇌로 전달되어야 사물을 볼 수 있습니다. 시신경이 눈을 뇌와 연결해주고 있기 때문에 눈을 안와 밖으로 꺼낼 수 없습니다. 눈을 꺼내놓고 안과 수술을 하냐고 묻는 분들이 계신데 시신경이 눈을 붙잡고 있어 그럴 수 없습니다. 시신경은 중추신경계의 일부로서 한번 손상되면 재생되지 못합니다.

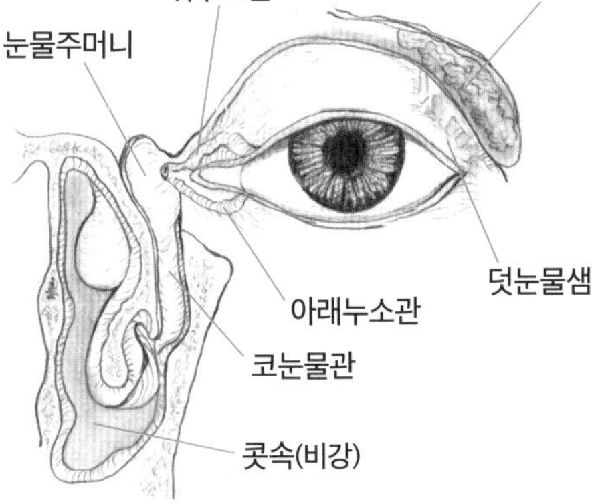

그림 4. **눈물기관의 구조**

눈물기관

눈물은 눈물샘에서 만들어져서 눈 표면을 지나 코로 빠져나갑니다. 눈물샘은 윗눈꺼풀 안쪽에 있습니다. 눈물샘에서 나온 눈물이 각막과 결막 표면을 촉촉히 적셔주고 눈을 깜빡일 때마다 눈의 코쪽으로 이동해서 아래위 눈꺼풀에 있는 누점으로 들어가고, 위아래 눈꺼풀에 있는 '누소관'(눈물관)을 따라 흐르게 됩니다. 누소관을 지난 눈물은 '눈물주머니'에 모였다가 콧속으로 나옵니다(그림 4). 울때 콧물이 나는 것은 눈물이 콧속으로 흘러들어 나오기 때문입니다. 안약을 넣은 후 쓴맛이 느껴지는 것도 바로 이 안약이 눈물길을 통해서 코를 통해 목 뒤로 가기 때문입니다. 요약하면 눈물은 윗눈꺼풀 안에 있는 눈물샘에서 나와 눈을 적시고 눈의 코쪽 모퉁이에 뚫려 있는 가느다란 눈물길을 통해 코로 빠져나갑니다. 만약 이 경로 중 어느 한 곳이라도 막히면 눈물이 코로 내려가지 못하고 눈 밖으로 흘러넘치게 됩니다.

안와

외부의 충격이나 손상으로부터 안구(눈알)을 보호하기 위해 안구를 둘러싸고 있는 뼈를 안와라고 합니다. 안와가 깨지거나 부러진 경우를 안와골절이라고 합니다. 위, 아래, 코, 귀쪽 4면의 뼈 중 코쪽 뼈와 아래쪽 뼈가 특히 약해서 주먹으로 맞으면 이 부분의 골절이 잘 생깁니다. 뼈가 깨진 틈으로 눈을 움직이는 근육이 끼이면 물체가 둘로 보이는 복시가 생길 수 있고, 안구가 들어가 보여 미용적 문제가 생길 수 있습니다. 혈기 왕성한 청년들, 싸울 때 눈 주위 절대 때리지 마세요. 안와 뼈가 쉽게 깨집니다.

🔍 눈의 구조와 관련해 알아두면 좋은 상식

우리 눈은 왜 두 개일까요?

만약 우리 눈이 한 개라면 어떨까요? 한 눈만 있어도 우리는 사물을 볼 수 있습니다. 하지만 한 눈으로 보면 원근감이 떨어집니다. 한 눈을 감고 계단을 내려가보십시오. 계단이 다 보이지만 그 깊이를 정확히 알기 힘들어 불편합니다. 운전을 할 때도 거리감이 떨어질 것이고, 계단을 내려가거나 울퉁불퉁한 길을 걸어가기도 쉽지 않을 것입니다. 바로 이것이 사시나 약시로 한 눈만 써서 양안시가 안 되는 상태입니다. 두 눈이 있고, 두 눈을 같이 써야 거리감, 입체감 등을 느끼는 양안시가 됩니다.

속눈썹과 눈꺼풀은 왜 있을까요?

속눈썹은 이물질이 우리 눈으로 들어오는 것을 막아주는 역할을 합니다. 강한 빛을 받거나 바람이 세게 불면 우리는 반사적으로 눈을 찌푸립니다. 그러면 속눈썹이 밑으로 내려와 강한 햇빛이나 먼지 등을 차단해 줍니다. 그렇기 때문에 윗눈꺼풀 속눈썹이 아래 눈꺼풀의 속눈썹보다 수도 많고 길이도 긴 것입니다. 머리털과 달리 속눈썹은 그 수명이 100~150일 정도로 짧기 때문에 잘라주지 않아도 됩니다. 그럼, 눈꺼풀은 왜 있을까요? 눈꺼풀의 역할은 크게 세 가지입니다. 외부의 자극으로부터 눈을 보호해주는 역할, 눈으로 들어가는 광선의 양을 조절하는 역할, 그리고 눈을 깜박거리는 동작을 통해 눈물로 눈을 촉촉이 적셔주는 역할이 그것입니다.

제 3 장

우리 아이

시기별

눈

발달

우리 아이 시기별 눈 발달

많은 사람들이 건강검진을 받습니다. 건강하게 지내려면 미리미리 병을 찾아 고치는 것이 필요하기 때문입니다. 마찬가지로 눈을 보호하고 시력을 좋게 유지하려면 어릴 때부터 정기적으로 안과 검사를 받아보는 것이 좋습니다. 아기의 눈은 태어났을 때 물체를 어렴풋이 감지할 정도였다가 차차 발달하여 5~6세가 되면 성인의 시력에 도달하게 됩니다. 시력 발달이 제대로 안 되는 약시 등을 그냥 두면 어른이 되어 고칠 수가 없습니다. 평소 부모들이 우리 아이가 얼마나 사물을 정확히 보고 있는지를 판단할 수가 없기 때문에 아이의 시력이 정상적으로 발달하고 있는지 확인할 수 있는 가장 좋은 방법은 안과 진료를 받고 확인하는 것입니다.

🔍 신생아(출생~1개월) 시기

- 시력이 좋지 않아 물체가 어렴풋이 보여요.
- 색 구별을 잘 못해요.
- 발육이 빠른 아기의 경우, 아주 색이 밝고 크고 뚜렷한 물체를 천천히 따라 봅니다.

신생아 시기에 확인해야 할 사항

- 출생 직후 백내장이나 다른 선천 이상이 있는지 확인하세요. 특히 부모가 선천백내장이 있었다면 반드시 확인해야 합니다.
- 눈곱이 많이 끼는 신생아 결막염이 있는지 확인하세요.
- 조산이나 저체중으로 태어난 아기는 미숙아망막증이 생기지 않는지 확인하세요.

우리가 물체를 보려면 어떤 조건이 필요할까?

사진기로 말하자면 렌즈가 투명하고 필름이 잘 끼워져 있어야 사진을 찍을 수 있는 것과 마찬가지로 아래 조건이 만족되어야 합니다.

- 근시·난시·원시 등의 굴절이상이 있다면 맞는 안경을 써야 상이 정확하고 깨끗하게 망막에 맺힙니다.
- 상이 정확히 망막에 맺히도록 조절(수정체가 두꺼워지고 얇아지는 일)이 이루어져야 합니다. 먼 곳을 볼 때와 가까운 곳을 볼 때 조절에 의해 정확히 상이 맺혀야 합니다.
- 빛이 적당하게 눈에 들어가도록 동공의 수축과 확대가 적절히 이루어져야 합니다.
- 시선이 정확히 물체를 볼 수 있도록 눈이 움직여줘야 합니다. 사시가 없어서 두 눈이 함께 초점을 맺을 수 있어야 합니다. 또 머리가 흔들려도 눈은 머리 움직임과는 별개로 한 물체를 계속 주시할 수 있어야 합니다.

위 조건이 만족되어 물체를 정확하게 계속 봐야 그게 적절한 자극이 되어 시력이 발달할 수 있습니다.

- 신생아는 출생 직후에는 눈물이 나지 않다가 생후 3~4일, 길게는 1주 일경부터 눈물이 납니다. 그러므로 출생 직후 눈물이 나오지 않는다고 바로 병원으로 가지 않으셔도 됩니다.

신생아 시기가 평생 시력을 좌우합니다

신생아는 시력은 매우 불량하여 어렴풋이 보다가 시간이 지나면서 시력이 점점 발달합니다. 쉽게 설명하면 초점이 안 맞는 흑백 사진에서 점점 선명한 천연색 사진으로 발달됩니다. 이런 선명한 천연색 사진은 그냥 찍히는 것이 아니고 정상적으로 시력이 발달해야 가능합니다.

시력이 발달하려면 망막에 깨끗한 영상이 맺혀 적절한 자극이 필요합니다. 망막에 깨끗한 영상이 맺히려면 각막, 수정체가 투명하고, 망막에 초점이 맺힐 수 있도록 굴절력이 맞아야 합니다.

백내장을 조기에 진단합니다

아기가 태어나자마자 확인할 일은 선천 질환, 특히 백내장이 있는지 확인하는 것입니다. 출생 직후 아기 눈의 '적색반사'(red reflex)가 정상인지 확인하여 백내장 여부를 반드시 확인해야 합니다. 미국에서는 출생 직후 적색반사를 확인하여 백내장을 진단하고 생후 1주일 안에 거의 준응급으로 수술합니다. 이렇게 조기에 발견해서 조기에 수술하고, 이후 적절한 안경이나 콘택트렌즈로 교정하고 관리하면 심한 약시 없이 정상적으로 발달하여 좋은 시력을 얻을 수 있습니다. 그러나 백내장을 나중에 발견하면 2~3세 무렵에 수술하더라도 약시가 너무 심해 시력이 나오지 않습니다.

미숙아망막병증은 조기 치료가 중요합니다

미숙아망막병증은 달수를 다 채우지 못하고 태어났거나 체중이 매우 적게 나가는 아기들에서 생깁니다. 망막의 끝까지 혈관이 다 자라야 되는데 다 자라기 전에 태어나서 혈관이 없는 부위에 정상이 아닌 새 혈관이 생기고 그 새 혈관이 문제를 일으키는 병입니다(198쪽 미숙아망막병 참조). 달을 채우고 태어난 정상 몸무게의 아기는 거의 미숙아망막증이 생기지 않습니다.

미숙아는 정기적인 눈 검사가 더더욱 중요합니다

미숙아는 미숙아망막병증이 생기지 않고 무사히 지나갔더라도 근시·원시·난시 등의 굴절이상, 사시 등이 더 많이 생깁니다. 미숙아, 발육이 더딘 아기, 가족 중에 눈 질환이 있는 아기, 염색체 이상이 있는 아기, 뇌성마비가 있는 아기, 경기를 일으키는 아기 등은 눈에 이상이 있을 가능성이 다른 아기보다 높습니다. 이 아기들에서는 정기적인 안과 검사가 더욱 중요합니다.

적색반사란?

• 깜깜한 곳에서 검안경의 불빛을 검사받는 사람의 한 눈에 비추면서 검안경을 통해 보면 눈 속이 적색으로 비쳐 보입니다. 만일 백내장이나 망막 이상이 있으면 적색으로 보이지 않고 희끗하거나 노랗게 보일 수 있습니다. 이 경우는 눈에 심각한 이상이 있을 수 있으므로 빨리 안과 검사를 받아야 합니다.

• 꼭 검안경으로 보지 않아도 카메라로 플래시를 터뜨려 찍을 때 한 눈은 적색으로, 다른 눈은 노르스름하게 보인다면 후자인 눈에 백내장이나 망막 이상 등이 있을 수 있습니다. 만일 한 눈은 밝은 적색으로 다른 눈은 어두운 적색으로 보인다면 백내장이 약간 있거나 사시가 있을 수도 있으므로 안과 검사를 받아야 합니다.

🔍 생후 2~3개월 아기

- 두 눈이 정렬되는 시기입니다.
- 2~3미터의 물체도 볼 수 있어요.
- 점차 색을 잘 구별해요.
- 엄마와 눈을 맞춰요.
- 물체에 눈을 맞추고, 물체가 움직이면 따라 봐요.

이 시기에 엄마가 집에서 확인해야 할 사항

- 보호자와 눈을 맞추는지 확인하세요.
- 한 눈씩 가리고 밝은 불을 비추면 눈을 감거나 깜박거리는지 확인하세요.
- 한 눈씩 가리고 크고 밝은 물체를 보여주면 보고, 움직이면 따라 보는지 확인하세요.
- 초점이 안정적으로 맞는지 확인하세요.

사시 여부, 꼭 확인하세요

생후 2~3개월은 아기의 두 눈이 정렬되는 시기이므로 사시 여부를 확인하는 것이 중요합니다. 부모님이 그냥 보아서 눈에 사시가 있는지 발견하기 쉽지 않으니, 백일경에 안과를 한 번 꼭 찾아가셔서 검사받아보시기 바랍니다. 유의할 점은 이 때 사시가 없더라도 사시가 그 이후에 생길 수도 있습니다.

이 시기에 안과에서 확인하는 것들

- 약시의 원인이 될 수 있는 사시나 굴절이상(근시·원시·난시), 부등시가 있는지 확인합니다.
- 눈물배출로가 막혀 눈물과 눈곱이 많이 생기는 선천코눈물관폐쇄를 확인합니다.
- 방수배출로가 막혀 안압이 올라가는 선천녹내장은 없는지 확인합니다. 선천녹내장은 태아 시기에 방수유출로가 제대로 만들어지지 않아 생기는 질환으로 아기의 눈이 지나치게 크거나, 동자가 맑지 않으며, 눈물을 흘리는 경우 의심해봐야 합니다.
- 가족 중에 눈에 생기는 암인 망막모세포종이 있다면 아기도 암

발생 여부를 확인합니다.

- 미숙아의 경우, 망막혈관이 제대로 발달하는지, 미숙아망막병증은 생기지 않는지 확인합니다.

예방주사보다 더 중요한 것이 시력검사일 수 있습니다

사시가 있으면 시각중추의 양안시 담당 세포가 돌이킬 수 없는 위축에 빠지게 되는 시기가 출생 이후 불과 2~3개월입니다. 그러므로 이 시기에 사시가 없고 눈이 잘 정렬되어 있는 것이 매우 중요합니다. 수술 시기에 따라 수술 후의 양안시(두 눈을 같이 쓰는 기능)가 달라집니다.

⦿ 생후 3~6개월 아기

- ● 두 눈 정렬이 확실하게 되어 사시가 없는 정위가 확실해져요.
- ● 두 눈으로 보는 양안시가 발달하는 시기입니다.
- ● 망막이 잘 발달하여 작은 물체를 볼 정도로 시력이 좋아져요.
- ● 가까이에서 멀리, 멀리에서 가까이로 옮겨 보는 것이 가능해요.
- ● 거리와 깊이의 구별 능력이 발달해요.

이 시기에 확인해야 할 사항

- 이 시기는 양안시가 발달하는 중요한 시기입니다. 양안시가 제대로 발달하고 있는지 확인하세요. 양안시가 안 되면 물건을 입체로 인지하는 능력, 즉 물체와의 거리, 계단의 높이, 길의 움푹 파이고 들어간 요철 등을 알아보는 입체시가 형성되지 않으므로 반드시 안과에서 사시 검진을 받으시기 바랍니다.
- 영아내사시 여부를 확인하세요. 내사시가 생기면 두 눈의 정보를 통합하는 시각중추의 세포가 위축되고, 이후 수술을 받는다 해도 다시

살아나지 못하니 꼭 확인하세요.

- 고개를 가누면서 사물을 볼 때 고개를 기울이고 보는 경우가 있습니다. 고개를 기울이거나 숙이거나 흔드는 것이 눈의 이상과 관련 있을 수 있습니다.

◉ 생후 6~12개월 아기

- 두 눈을 함께 써서 보는 양안시 기능이 더욱 발달해요.
- 멀리 보는 시력(원거리 시력)이 좋아져요.
- 거리와 깊이 구별 능력이 향상됩니다.

이 시기에 확인해야 할 사항

- 시력과 사시검사를 다시 확인해주세요. 보는 능력이 좋아지고, 예전보다 협조가 잘 되면서 안과 검사가 보다 정확해질 수 있습니다.
- 3개월 때까지 발견되지 않을 정도의 경미한 백내장이 6개월 이후에 뚜렷해질 수도 있으니 다시 검사를 받는 것이 좋습니다.

◉ 만 1~2세 아이

- 시력이 계속 발달해요.
- 예전에 없던 눈 이상이 생길 수 있어요(정기 검진이 필요해요).

이 시기에 확인해야 할 사항

- 심하던 굴절이상이 줄어들 수 있습니다. 이전에 굴절이상이 심했다

면 다시 굴절검사를 받는 것이 좋습니다.

- 아기가 걸을 때가 되어도 걷지 못하고 잘 넘어질 때는 안과에 가서 검사를 받아야 합니다.
- 예전 없던 사시가 생길 수 있어 정기적인 안과 검진이 필요합니다.
- 예전 이상이 없더라고 나중에 이상이 생길 수 있으니 6개월~1년에 한 번 정도 검사를 받는 것이 좋습니다.
- 윗눈꺼풀이 아래로 처지는 눈꺼풀처짐이 심해 애기동자를 가리면 약시가 될 수 있습니다. 또 처진 눈꺼풀이 각막을 눌러 난시가 생길 수 있습니다. 반대편 눈을 적절히 가려 눈꺼풀이 처진 눈에 약시가 생기지 않도록 해야 합니다.

돌이 지난 후 백내장을 발견하면?

만약 돌이 지난 후 백내장을 발견했다면, 그때 이미 심한 약시에 빠져 있기 때문에 수술을 해도 좋은 시력으로 발달하기 어려운 경우가 많습니다.

약시의 원인과 치료

약시는 잘 볼 수 있는 눈인데 어려서 시력이 정상적으로 발달되지 않아 잘 못보게 된 경우입니다. 약시는 크게 사시, 굴절부등(짝눈), 매체혼탁(백내장 등)의 3가지 원인 때문에 생깁니다.

첫째, 사시일 때는 두 눈의 정렬 상태가 서로 다르므로 사시가 있는 눈에서 들어온 영상을 무시하게 되어 약시가 생길 수 있습니다.

둘째, 굴절이상이 있는 눈에서는 망막에 깨끗한 상이 제대로 맺히지 못하므로 시력 발달에 필수적인 적절한 시자극이 부족하게 됩니다. 그러면 시력이 제대로 발달할 수 없습니다.

셋째, 백내장이 있으면 영상이 망막까지 전달되는 경로에 장애물이 되어 영상이 뿌옇게 보이게 되고, 심한 약시를 만듭니다.

약시는 대부분 일찍 발견해서 치료하면 시력이 좋아질 수 있습니다. 하루라도 빨리 치료를 시작할수록 시력이 좋아질 가능성도 높아지는 것이죠. 그러나 안과에 오지 않고 엄마가 집에서 약시를 알아내는 것은 쉽지 않습니다. 아이가 스스로 한 눈이 안 보인다고 말하는 일은 거의 기대하기 힘들기 때문입니다. 육안으로는 발견하기 어려운 경우가 대부분이므로 안과를 찾아 검사를 받는 것이 가장 안전한 방법입니다.

만 2~6세 아이

● 시력이 계속 발달해요(2세 0.3, 3세 0.6, 4~5세 0.8 정도).
● 먼 곳이 잘 안 보이는 근시가 생기기 시작해요.

이 시기에 확인해야 할 사항

- TV 볼 때 고개를 돌리거나 눈을 가늘게 뜨고 보는지 살펴보세요.
- TV를 앞에 다가가 보려 하면 근시일 수 있습니다.
- 전에 없던 사시가 생기기도 합니다. 특히 원시와 관련된 내사시는 2~3세에 많이 생깁니다. 예전에 사시가 없었다는 것이 계속 사시가 없다는 보장은 아니니 정기적으로 검사를 받는 것이 안전합니다.
- 아이가 근시 진단을 받았다면, 근시는 계속 진행하니, 6개월에 한 번 정도 시력검사를 받고, 현재 쓰고 있는 안경이 지금도 맞는지 확인하세요.
- 눈썹이 눈을 찌르는 부안검이 있는지 확인하세요. 부안검을 그대로 두면 밝은 곳에서 눈을 제대로 못 뜨고 불편하고, 난시가 생길 수 있습니다.
- 6개월~1년 간격으로 초등학교에 갈 때까지 약시, 사시, 부안검, 굴절 이상 등이 생기지 않는지 정기검진 받으시는 것이 안전합니다. 아이들은 자신의 눈이 얼마나 나쁜지 알지 못하고 눈 이상이 있어도 쉽게 표현하지 못합니다. 시력이 아주 나쁘거나 사시가 심해도 아이들은 모르는 경우가 많습니다. 정기적으로 안과 진찰을 받는 것이 안전합니다.

사시는 엄마가 집에서 쉽게 판단할 수 없습니다

보통 정면을 볼 때 두 눈의 검은동자가 모두 눈 가운데에 있는 것이 정상입니다. 반면 한 눈은 정면을, 반대 눈은 눈의 안쪽이나 바깥쪽, 위쪽 또는 아래쪽 등 다른 방향을 향하고 있는 것을 사시(사팔)라고 합니다. 사시는 아이의 약 2%에서 나타나는 흔한 안과질환입니다. 부모가 집에서 사시 여부를 확실히 판단하기는 힘드니 안과에 찾아가서 검진을 받으세요. 조기에 진단하여 필요하면 수술을 해주어야 합니다. 사시가 없어야 두 눈을 같이 쓰는 양안시가 가능합니다. 외사시 증상으로는 밝은 햇빛에 나가면 아이가 한 눈을 찡그리기도 합니다. 이런 증상이 있으면 안과에 가서 사시 여부를 확인해야 합니다.

사시를 치료하지 않고 그대로 두면

- 두 눈을 함께 쓰는 양안시가 되지 않습니다.
- 사시로 인한 약시가 생길 수 있습니다.
- 출생 직후부터 사시가 있으면 시각중추의 양안시를 담당하는 세포가 위축되고, 다시 살아날 수 없습니다.
- 사시가 있으면 두 눈을 같이 사용하여 얻는 입체시가 어렵습니다. 인간이 눈이 두 개인 것은 두 눈을 사용하여 멀고 가까운 거리감과 입체감을 느낀다는 면에서 필수적입니다. 우리 아이들이 사시 때문에 한 눈만 쓰지 않도록 적절한 치료를 해주셔야 합니다.

🔍 만 7~9세 아이

- 시기능이 완성되는 시기입니다.
- 입학 전에 시력검사를 받으세요.

이 시기에 확인해야 할 사항

"알림장 네가 쓰니? 친구 거 보고 쓰니?" 하고 초등학생한테 물어보면 가끔 "안 보여서 친구 것 보고 써요"라는 대답을 듣는 경우가 있습니다. 그러면 어머니는 "아니, 왜 여태까지 얘기 안 했니?" 하고 아이를 나무라기 시작합니다. 네, 대부분의 아이가 칠판이 잘 안 보여도 이야기하지 않습니다.

입학 전에 시력검사를 받으세요

- 최소한 학교를 보내고 학원을 보내려면 그 전에 수업을 제대로 보고 들을 수 있는지 안과 검사를 하여 확인해야 합니다.
- 아이가 안경을 쓰면 부모는 수시로 근시 정도가 변하지 않는지 확인해야 합니다. 굴절이상은 계속 바뀌므로, 안경이 맞는지 정기검사가 필요합니다.
- 아래의 '이럴 때는 꼭 안과에 가세요' 부분을 읽고 해당되는지 확인해보십시오. 물론 그보다 더 좋은 것은 정기검사로 눈 이상 여부를 확인하는 것입니다.

🔍 이럴 때는 꼭 안과에 가세요

- 미숙아로 태어난 경우: 미숙아의 경우 신생아기에 미숙아망막병증이 생기지 않더라도 나이가 들면서 근시·난시·원시 등의 굴절이상과 사시 등이 더 많이 생깁니다. 그러므로 미숙아로 태어난 아이들은 반드시 정기검진을 받는 것이 필요합니다.
- 임신 중 엄마가 풍진을 앓은 경우.
- 다운증후군 등의 염색체 이상이 있는 경우.
- 뇌성마비가 있는 경우.
- 발달 지체가 있는 경우.
- 부모 형제의 안과 질환 병력이 있는 경우.
- 생후 2개월 이후 한 눈의 시선이나 초점이 똑바르지 못할 때.

- 생후 3개월이 지나도 엄마 눈을 잘 못 맞출 때.
- 한 눈을 가리면 심하게 짜증을 내거나 보챌 때. 이럴 때는 한 눈을 가리고 나머지 눈으로 사물을 바라볼 수 있는지 확인해야 합니다. 반대편 눈도 같은 방법으로 검사하여 두 눈을 비교합니다.
- 아기가 걸을 때가 되어도 걷지 못하고 잘 넘어질 때.
- 텔레비전을 앞으로 다가가서 볼 때.
- 눈을 자주 찌푸린다거나 눈을 자주 비비거나 깜박일 때.
- 눈이 자주 충혈될 때.
- 눈이 가늘게 떨릴 때.
- 불빛이나 햇빛에 유난히 눈을 못 뜰 때.
- 눈물이 비정상적으로 흐르거나 많이 고여 있을 때.
- 검은동자가 뿌옇게 보이거나 정상보다 커 보일 때.
- 고개를 기울이거나 돌리거나 턱을 들거나 내리면서 볼 때.
- 동공(애기동자)이 희끗하게 보이거나 두 눈의 동공 크기가 다를 때.
- 눈곱이 많이 낄 때.
- 눈이 안쪽으로 몰려 보이거나 바깥쪽으로 나가 보일 때.
- 눈꺼풀이 처져 있거나 빨갛게 부어 있을 때.
- 눈에 초점이 없어 보일 때.
- 눈다래끼가 반복될 때.
- 졸리거나 아프면 한 눈의 시선이나 초점이 맞지 않아 보일 때.

뇌성마비란?

뇌성마비란 출생 전, 출생 중 또는 출생 후 아직 미성숙한 뇌가 여러 원인으로 인해 손상을 받아 생기는 질환입니다. 태아기 감염이나 발육장애, 출생시 뇌손상, 신생아 때의 중증 황달이나 수막염 등이 원인이 될 수 있습니다. 뇌성마비나 발달 지체가 있는 경우에도 굴절이상, 시야장애, 사시, 약시 등의 눈 질환이 많습니다. 특히 뇌성마비 어린이 17~60%에서 사시가 있습니다.

🔍 요약하면

- 출생 직후 백내장 검사를 받고, 특히 가족이나 친척 중 선천백내장이 있는 경우, 백내장 여부를 반드시 확인하세요.
- 2~3개월 이후 빛에 반응을 보이지 않고, 눈을 맞추지 못하고, 물체를

다운증후군이란?

다운증후군은 염색체 이상으로 생기는 선천 질환입니다. 1866년 다운(Down)이 학계에 보고하여 다운증후군이라고 불리는데, 선천질환이지만 유전되는 질환은 아닙니다. 일반적으로 염색체 질환이란 염색체의 수가 많거나 적을 때, 혹은 염색체의 구조에 변화가 있을 때 생깁니다. 다운증후군에서는 눈떨림(안구가 계속하여 움직이거나 떨리는 현상)을 비롯하여 눈 이상이 많습니다. 나이가 어릴 때는 근시, 난시, 원시 등의 굴절이상, 부등시, 사시, 약시, 눈꺼풀 이상(안검염, 부안검 등)이 많고, 나이가 들면서 백내장이 많이 생기고, 녹내장, 원추각막(각막의 중앙부가 진행성으로 서서히 얇아져서 앞쪽을 향해 돌출되는 질환) 등도 생기므로 반드시 안과 검사를 받아야 합니다.

따라 보지 못하고, 눈떨림이 생기고, 두 눈이 모두 아래나 위를 보고 있고, 손으로 눈을 누르거나 찌르며, 눈을 잘 뜨지 않으면 바로 안과 검사를 받아야 합니다

- 2~3개월 이후 한 눈의 시선이나 초점이 똑바르지 못할 때는 안과에 가서 사시 여부를 확인하세요.
- 나중에 전에 없던 눈 이상이 생길 수 있으니 정기검진을 받으세요.

🔍 어른도 안과 정기검진이 필요합니다

시력 발달이 다 된 어른이 왜 정기검진이 필요하냐구요?

나이 들면 반갑지 않은 불청객이 찾아옵니다. 녹내장, 당뇨망막병증, 고혈압망막병증, 노인관련황반변성… 등등입니다. 건강검진에서 시력과 안압 재고 안저사진을 찍는 이유입니다. 키워서 좋은 병 없고, 조기 발견하면 시력을 잃는 일을 막을 수 있습니다 40세부터는 시력, 안압도 재고, 안저사진도 찍어 확인해야 되고, 65세부터는 반드시 매년 혹은 격년으로 눈 검사를 받으시는 게 필요합니다.

제 4 장

눈

검사,

이렇게

해요

눈 검사 방법

사시가 수술해야 될 정도로 심하다고 들으면 "어떻게 부모가 모를 수 있냐"고 하시는 부모님이 많습니다. 우리가 자신의 병도 모르는데… 자식 병까지 알기 힘듭니다. 매일 봐서 익숙해진 가족들은 더더욱 이상을 알기 힘듭니다. 일반인이 모든 병을 다 알면 의사가 무슨 필요가 있겠습니까? 건강검진을 하듯이 미리 검사하는 것만이 살 길입니다.

늦게 발견되면 어떡하나요? 늦게 발견된 약시도 안경 쓰고 열심히 가리면서 뒤늦게 정상 시력으로 발달하기도 합니다. 〈쿵푸팬더〉의 "Yesterday is history, tomorrow is a mystery, but today is a gift. That's why it's called the present."(어제는 역사, 내일은 미스테리, 오늘은 선물. 그래서 오늘을 present라고 부른다.)라는 말이 나옵니다. 지금(present)을 진정한 선물(present)로 선택하시면 좋겠습니다.

🔍 왜 눈 검사를 해야 할까요?

한 눈이 안 좋은 경우 어른도 모르고 지낼 수 있습니다
어른도 한 눈 시력이 안 나오는데 모르고 지내다가 우연히 한 눈을 가리고 발견해서 안과에 오시곤 합니다. 하물며 아이들은 말할 것도 없습니다. 아이들은 두 눈이 다 안 보이기 전에는 한 눈이 안 보인다고 말하지 않습니다. 두 눈 중 한 눈 잘 못 보더라도 잘 보이는 눈을 써서 잘 보므로 부모로서는 안과 검사를 받기 전에는 아이 눈에 이상이 있는지 없는지 알 수가 없습니다.

엄마 아빠가 정상인데 아기에게 무슨 이상이 있겠냐구요?
부모가 모두 눈이 정상이더라도 아기는 안과 검사를 받아야 합니다. 정상인 부모에서 정상적으로 태어난 아기도 백내장이나 굴절이상 등의 눈 이상이 있을 가능성이 있습니다. 예를 들면, 풍진이라는 병이 있습니다. 임신 중 풍진에 걸리면 엄마는 그냥 가벼운 감기같이 지나가지만 태아에게는 치명적일 수 있습니다. 태아에게 뇌 이상이나 백내장같은 눈 이상이 나타날 수 있기 때문입니다. 그리고 정상인 부모에게서 태어난 아기 중에도 선천 기형을 타고나는 아기가 있습니다. "아빠 엄마가 다 정상인데 어떻게 아기에게 이상이 있느냐"며 믿을 수 없어 하시는 부모님이 아주 많지만 부모가 정상이어도 아기는 이상이 있을 수 있습니다.

약시는 일찍 발견할수록 시력이 좋아질 가능성이 커집니다

아이는 시기능이 완성되어 태어나는 것이 아니고 계속 발달합니다. 이러한 발달은 정상적인 눈을 가졌을 때 가능하고, 아이가 어떤 이유에서든 눈을 정상적으로 사용하지 못하면 시력 발달이 안됩니다. 그렇기 때문에 시력 발달에 영향을 미칠 만한 약시가 없는지 조기에 확인해야 됩니다. 약시는 어린 나이에 발견해서 치료할수록 그 효과가 큽니다.

한 눈으로 잘 보는데 굳이 약시를 치료해야 될까요?

많은 직업에서 한 눈만 쓰면 일하기에 부적합하거나 힘들 수 있습니다. 또한 한 눈이 사고나 병으로 나빠지면 남은 눈의 시력이 필수적입니다. 그냥 한 눈으로 살지 생각하는 것은 스페어타이어 없이 운전해도 되겠지 생각하는 것처럼 위험합니다. 약시이던 20대 남자가 하필이면 좋은 눈을 다쳐 졸지에 두 눈 모두 못 보게 되기도 합니다.

자 이제 어린이의 눈 건강검진에 대해 말씀드리겠습니다. 가장 좋은 검진은 안과에 가서 전문의의 진료를 받는 것입니다.

눈 검사는 중요해요

겉보기에 건강한 신생아도 사시, 백내장 등의 안과 질환을 가지고 태어날 수 있습니다. 대부분의 눈 질환은 그냥 보아서는 알 수 없고 안과 전문의가 여러 기구를 사용하여 검사해야 발견할 수 있습니다. 더군다나 신생아는 눈이 안 보여도 안 보인다고 표현을 하지 못하기 때문에 출생 후 조기에 적절한 안과 검사를 하는 것이 필요합니다. 선진국에서는 신생아 안과 검사가 제도화되어 있는 곳이 많습니다. 예를 들어 미국에서는 출생 직후 검사해 신생아 백내장을 발견하고 바로 수술하지만 우리는 신생아 안과 검사가 제도화되어 있지 않아 2~3살에 발견하는 경우가 많습니다. 이때는 약시가 이미 너무 심하여 수술해도 시력이 안 나옵니다.

🔍 집에서 할 수 있는 눈 검사방법

눈 맞추기

일단 엄마와 아기가 서로 마주본 상태에서 아기가 엄마 눈을 맞출 수 있는지 확인합니다. 아기가 엄마의 눈을 똑바로 응시하는지 살펴보고 엄마의 얼굴을 천천히 좌우로 움직이면서 아기의 눈이 계속 엄마를 따라 보는지 확인합니다. 생후 2개월 이후에도 눈을 맞추지 못하거나 3개월까지 따라보기를 못한다면 바로 안과 검사를 받으셔야 합니다.

한 눈씩 가려 보기

한 눈을 가리고 나머지 한 눈으로 사물을 볼 수 있는지 확인하고, 반대편 눈도 같은 방법으로 검사합니다. 한 눈으로는 잘 주시하고 따라 보는데 다른 눈으로는 그보다 덜 주시하고 따라 본다면, 혹은 어떤 쪽 눈을 가리면 심하게 짜증을 내거나 보챈다면 바로 안과 검사를 받으셔야 합니다.

물건 잡아보기

각각의 눈으로 눈앞에 있는 사물을 잘 잡는지 확인합니다. 크기와 색이 다른 여러 물체를 여기저기 옮겨가며 계속 잘 잡는지 확인합니다. 크기가 큰 것에서 작은 것으로, 가까이에서 멀리로 옮겨가면서 확인할 수 있습니다. 좋은 검사 도구로는 다음과 같은 것이 있습니다.

• **씨앗이 있습니다.** 여러 크기의 씨앗을 이용하여 어느 정도의 거리에서 어느 씨앗을 보는지 기록해두는 방법입니다. 제가 미국에서 연수할 때 백내장이 있는 아이가 백내장이 심하지 않아서 정기적으로 진행 여부를 검사받곤 했습니다. 하지만 아이가 말을 하지 못하는 나이여서 약시 여부를 정확히 알기가 쉽지 않았습니다. 그래서 이 아이의 부모님은 여러 크기의 씨앗을 가지고 정기적으로 검사한 결과를 적어 보여주곤 했습니다. 이처럼 씨앗도 좋은 검사 도구가 될 수 있습니다.

집에서 TV 볼 때 관찰하세요

아이가 그림책이나 TV를 볼 때 행동을 살펴봅니다. TV 화면에 자꾸 가까이 가는 것은 근시가 있거나 아니면 다른 눈 이상으로 멀리 떨어진 물체가 안 보여서 그럴 수 있습니다. 멀리 있는 것을 볼 때 눈을 찡그려 가늘게 뜨고 본다면 근시일 가능성이 높습니다. 안과에서 정확한 굴절검사를 받아보시기 바랍니다.

• **어디에나 있는 휴지를 조금 뜯어 작게 뭉쳐서 쓸 수 있습니다.** 휴지를 여러 크기의 작은 공 모양으로 뭉쳐 손바닥 여기저기에 놓고 아이가 한 눈씩 얼마나 정확하게 집어내는지 검사하고 기록해두면 시력 변화를 알 수 있는 좋은 자료가 됩니다. 이때 아이가 휴지를 잘 잡지 못하거나 잡더라도 한 번에 잡지 못하고 헛손질을 한다면 안과 검사를 받으셔야 합니다.

엄마 알아보기

엄마와 떨어져 있는 거리에 따라 아이가 엄마를 얼마나 잘 알아보는지 확인합니다.

🔍 집에서 하는 시력검사

아래 방법으로 가정에서 그림 시력검사표(이 책 맨 앞에 있습니다)를 이용하여 간이 시력검사를 할 수 있습니다.

1. 검사 전 준비하세요

• 준비물품: 티슈, 테이프(반창고)
• 그림 시력검사표를 잘라서 떼어놓고,
• 밝은 방에서 검사하십시오.
• 안경을 쓰는 아이는 집에서 검사할 때 안경을 쓰고 검사하세요.

2. 연습을 합시다

• 가까이에서 연습용 그림 시력검사표를 보이고 한 장씩 그림의 이름을 아는지 확인하고 가르쳐주세요. '자동차'라든지 '빵빵'이라든지 아이 수준에 맞추어서 부르기 편하게 하세요.

3. 검사를 할 차례입니다

- 먼저 왼눈을 휴지로 가리고 반창고를 붙여서 가린 틈 사이로 보지 않게 합니다.
- 어린이와 3m 떨어져서 검사용 그림표를 어린이의 눈높이에서 한 장씩 보이고 무슨 그림인지 물어보세요.
- 정확히 맞히면 조사지의 맞힌 그림에 ○표를 합니다.
- 오른눈 검사가 다 끝나면 같은 방법으로 왼눈을 검사하세요.

4. 검사가 잘 안 될 경우

- 한번 검사하여 잘 안 되면 몇 번 반복하여 차차 익숙하게 되도록 하고 다음 날 다시 검사를 하세요.
- 어린이가 이름을 잘 대지 못할 때는 연습용 그림표를 어린이 앞에 보이고 어떤 그림과 같은지 맞추어보도록 하세요.

검사가 끝났나요?

시력검사 결과 두 눈 모두 5개 그림 중에서 4개 이상 맞추고 눈의 다른 이상이 없는 경우 일단 정상이라고 판단됩니다. 그러나 정상으로 판정된 경우에도 굴절상태가 계속 바뀔 수 있으므로 1년에 한 번 정기적인 시력검사가 필요합니다. 만약 1~3개를 맞춘 경우에는 시력이상이 있을 수 있으므로 안과에서 검사를 받아보십시오. 안과를 방문할 때 검사기록지를 가져가면 좋습니다.

🔍 안과에서 눈 검사는 어떻게 하나요?

막 태어난 신생아도 안과 검사가 가능합니다. 시력표를 읽기 전에도 눈 이상이나 약시가 될 위험인자를 알아낼 수 있습니다. 시력에 가장 큰 영향을 미치는 안과 질환으로는 근시·난시·원시 등의 굴절이상이 가장 많습니다. 안과에서는 기구를 사용하여 눈에 산동제와 조절마비제를 넣고 굴절검사(근시·난시·원시 등이 있는지 보는 검사)를 하여 근시, 난시, 원시 등을 검사하고 이어 검안경으로 망막, 시신경 등의 이상을 검사합니다.

◉ 눈이 정상인 게 확인되면 이제 어떻게 하나요?

굴절검사는 정기적으로 받아야 합니다

아이들은 굴절 상태가 고정된 것이 아니고 계속 변합니다. 아기가 태어난 직후에는 원시가 많습니다. 이후 빠르면 3~5세, 늦으면 사춘기부터 근시가 됩니다. 그러므로 올해 안과에서 검사해서 정상이더라도 내년에는 근시가 생길 수 있으니, 성장기에는 정기적으로 검사를 받아야 합니다. 굴절이상은 유전되므로 부모가 굴절이상이 있으면 그 자녀도 반드시 검사를 받아야 합니다.

굴절이상이 있으면 맞는 안경을 써야 합니다

굴절이상이 있으면 안경을 써서 망막에 깨끗한 영상이 맺히게 함으로써 시력이 발달하는 데 적절한 자극을 주어야 합니다. 아이가 근시 진단을 받고 안경을 쓰기 시작하면 수시로 시력과 안경 상태를 살펴봐야 합니다.

청소년기까지는 눈의 상태가 계속 바뀌므로 굴절수술(라섹, 라식 등)은 성인이 된 후 할 수 있습니다. 굴절수술은 안경을 쓰고 보는 정도를 안경 없이 볼 수 있도록 도와주는 수술입니다. 즉 안경을 쓰고도 잘 못 보면 굴절수술을 해도 시력이 잘 나오지 않습니다.

제 5 장

굴절

이

상

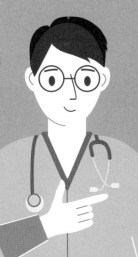

🔍 굴절이상이란 무엇인가요?

우리 눈에 들어온 빛이 각막과 수정체에서 굴절되어 망막 위에 상을 제대로 맺으면 정시, 망막에 상을 못 맺으면 굴절이상이라고 합니다. 초점이 안 맞은 사진과 비슷합니다.

굴절이상의 종류로는 근시, 원시, 난시, 노시안이 있습니다. 근시는 눈알이 길어서 초점이 망막보다 앞에 맺히고, 원시는 눈알이 짧아서 초점이 망막보다 뒤에 맺힙니다. 난시는 가로축과 세로축이 서로 굴절률이 달라 다른 위치에 초점이 맺힙니다.

동양인의 대략 3/4이 근시입니다. 10대 후반이 되면 90% 이상에서 근시가 있다는 보고도 있습니다.

굴절이상은 안경을 쓰면 망막에 상이 맺혀 잘 보입니다. 보통 안경을 쓰면 "눈이 나쁘다"고 합니다. 정확히 말하면 눈이 나쁜 것이 아니고 눈알이 너무 길거나(근시), 짧거나(원시), 또는 눈의 가로세로축의 굴절률이 다른(난시) 것뿐입니다. 발이 너무 크거나 작다고 "발이 나쁘다"라고 하지는 않지만 눈은 길다, 짧다 안 하고 나쁘다 해서… 유감입니다. 근시는 오목렌즈, 원시는 볼록렌즈, 난시는 원주렌즈 안경을 씁니다. 근시는 오목렌즈를 쓰므로 밖에서 볼 때 눈이 약간 작아 보입니다. 원시는 볼록렌즈를 쓰므로 눈이 커 보입니다. 이 책에서는 노시안은 다루지 않고, 근시, 원시, 난시에 대해 설명하겠습니다. 우선 가장 많은 근시부터 시작합니다.

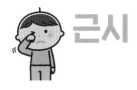

근시

아이의 눈 건강과 관련해서 부모가 가장 큰 관심을 갖는 것이 근시입니다. 관심이 큰 만큼 근거 없는 얘기에 솔깃하는 경우가 많습니다. 근시가 좋아지는 약이 있다든지, 지압이나 침술로 근시를 좋아지게 한다든지, 눈체조나 눈운동을 하면 근시가 치료된다든지 하는 등입니다. 근시는 안구 길이가 정상보다 길어서 생기는 것이므로 이런 방법으로 이미 길어진 안구가 짧아지지는 않습니다. 근시가 생겼을 때 가장 좋은 방법은 무슨 비법을 사용하는 게 아니라 안경을 쓰는 것입니다. 특히 부모나 형제 중에 근시가 심한 사람이 있다면 아이가 어려도 반드시 안과 검사를 받아야 합니다.

🔍 근시는 어떤 상태인가요?

근시란?

근시는 대부분 안구가 길어 초점이 망막보다 앞에 맺힙니다. 가까운 물체는 잘 보지만 먼 물체는 흐리게 보입니다. 근시(近視)는 한자 그대로 가까운 것을 잘 본다는 뜻입니다. 근시(myopia)의 그리스 문자 어원을 살펴보면 '눈을 가늘게 뜨고 본다'는 의미가 있는데, 이는 근시인 사람이 멀리 있는 것을 볼 때 눈을 가늘게 뜨고 보므로 붙여진 이름입니다.

근시의 증상은?

칠판 글씨나 도로 표지판이 잘 보이지 않고, 멀리서 오는 친구를 가까이 오기 전에는 알아보지 못하고, 텔레비전이 잘 안 보여 인상을 쓰거나 가까이 가서 봅니다. 또 눈을 찡그리기도 하는데, 눈을 찡그리면 눈꺼풀로 동공의 일부를 가리게 되고, 그러면 초점심도가 깊어져서 더 잘 보이게 되기 때문입니다. 눈이 나쁜 사람은 우연한 기회에 그러한 경험을 하

그림 5. 정시안과 근시안

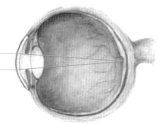

정시안

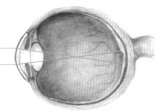

안구가 길어져 생긴 근시안

게 되고, 그 후부터는 눈을 가늘게 뜨고 보게 됩니다. 그러나 그렇게 눈을 가늘게 뜨고 물체를 본다고 해서 눈이 좋아지는 것은 아닙니다.

근시가 좋아지는 경우는 아주 드뭅니다

근시는 눈알이 길어져서 생기는 경우가 대부분이므로 한번 길어진 눈알이 다시 줄어들 수는 없습니다. 발이 일단 큰 다음 다시 작아지는 것을 기대할 수 없는 것과 같습니다. 반대로 원시는 눈알이 작아 성장하면서 안구가 커지면 심하지 않은 원시는 줄어들 가능성이 있습니다.

근시는 모두 마이너스로 표시합니다

안경 처방을 하면서 '마이너스 얼마'라고 하면 놀라는 분들이 많습니다. 근시는 모두 마이너스, 원시는 모두 플러스로 표시합니다.
시력이 0.1 이하이면 마이너스 시력인 것으로 잘못 아시는 분들도 많습니다. 그렇지 않습니다. 원시가 심해도 시력이 0.1 이하가 될 수 있습니다. 마이너스란 근시를 교정하기 위해 오목렌즈를 사용한다는 뜻일 뿐이지 눈이 특별히 더 나쁘다는 뜻은 아닙니다.

시력과 굴절이상 도수는 다릅니다

시력을 물어보면 -5라고 답하거나, 근시가 몇 디옵터인지 물으면 0.1이라고 답하시곤 합니다. 시력은 '2.0, 1.5, 1.0에서 0.1 단위로 0.1까지, 이후 0.08, 0.05, 0.02, 안전수지' 등으로 표시할 뿐 마이너스(-)란 단위는 쓰지 않습니다. 따라서 "마이너스 시력"이란 없습니다. 그럼 사람들은 왜 "내 시력은 -5"라는 식의 표현을 쓰는 걸까요? 시력이 떨어지는 가장 많은 이유가 근시이고, 근시의 정도를 표시하는 방법이 '마이너스 몇 디옵터'라서 빚어진 혼동이 아닌가 싶습니다. -5는 근시 도수이고, 시력이 아닙니다.

🔍 근시는 왜 생기는 걸까요?

안구가 길어지기 때문입니다

아이가 자라면 발이 커지듯이 눈도 역시 커집니다. 이때 눈알이 지나치게 길어지면 눈으로 들어오는 빛이 망막보다 앞쪽에서 초점을 맺게 됩니다. 그래서 정작 망막에는 희미한 상이 맺히게 되어 물체가 깨끗하게 보이지 않습니다. 이런 경우 눈앞에 오목렌즈를 대면 빛이 분산되어 좀 더 뒤로 가서 망막에 초점이 맺히게 되어 물체가 깨끗하게 보입니다. 이렇게 안구가 길어져서 근시가 되는 원인은 아직까지 확실히 밝혀진 바는 없으나 유전 요인과 환경 요인이 있습니다.

-6D와 +6D

-6D와 +6D 중 어느 눈이 더 나쁠까요? -6D라구요? 아닙니다. 둘 다 나쁩니다. -6D는 심한 근시이고 +6D는 심한 원시입니다.

유전 요인

굴절이상에는 유전 요인이 큽니다. 부모가 굴절이상이 있으면 아이도 생깁니다. 얼굴이 닮듯이 눈알 길이도 부모와 닮습니다. 내가 안경을 쓴다면 언젠가는 내 아이도 안경이 필요하게 될 것이라고 미리 생각하시는 게 현실적입니다. 부모 중 한 명이라도 근시가 있다면 아이는 근시가 됩니다.

환경 요인

환경 요인 중 가장 중요한 것은 가까운 물체를 오래 보면 근시가 유발될 수 있다는 것입니다. 물론 그렇지 않다는 보고도 있지만, 많은 연구에서 근업(가까이 보는 일)을 오래 하면 근시가 생기거나 근시가 빨리 진행(눈알이 빨리 성장해서 길어짐)합니다.

각막 굴절력이 큰 경우

각막 모습이 큰 커브를 이뤄 너무 굴절력이 클 때도 근시가 생깁니다. 눈의 가장 앞부분으로 검은동자 위를 덮고 있는 부분을 각막이라고 합니다. 이 각막의 굴절력이 크면 빛이 크게 꺾여 망막 앞에 상을 맺게 됩니다.

🔍 근시는 언제 생기나요?

아기일 때는 근시가 드뭅니다

아기일 때는 몸이 작듯이 눈도 작습니다. 그래서 원시가 많고, 눈알이 길어서 생기는 근시는 드뭅니다.

유치원이나 학교 갈 무렵 근시가 시작됩니다

몸이 자라면서 안구가 커지고, 그럴수록 초점이 점점 앞으로 맺히기 때문에 근시가 보통 4~5세경부터 시작하고, 이후 계속 진행합니다.

근업과 근시

근시는 가까이에 있는 사물을 보며 하는 일, 즉 근업(近業)과 관련이 있습니다. 예를 들면 이스라엘에서 영재학교와 일반학교의 학생을 대상으로 굴절 이상을 조사하였더니, 영재학교 학생이 일반학교 학생보다 근시가 많았습니다. 그 이유는 책을 보는 시간, 즉 근업을 많이 해서 그렇다고 추정됩니다. 또 의과대학 학생을 입학할 때와 졸업할 무렵에 굴절 상태를 조사한 연구에서도 졸업할 때 입학할 때보다 근시가 더 커졌습니다. 실제로 의과대학을 들어올 무렵에는 안경을 쓰지 않아도 잘 보였는데 의과대학 고학년이 되니 안경 없이는 보이지 않아서 안경을 쓰게 되었다는 친구들이 종종 있습니다. 또한 의과대학 때는 안경을 썼는데 시간이 지나니까 안경을 안 써도 보이게 되어 벗었다는 사람들도 있습니다. 그러니까 가까운 물체를 오래 보는 일은 근시의 발생 및 진행과 관련이 있다고 보입니다. 그 물체가 책인지 핸드폰인지에 따라 다른 게 아니고, 가까이 오래 보는 것이 문제입니다.

TV는 무죄?!

TV를 보는 것만으로는 눈이 나빠지지 않습니다. 또 'TV를 너무 많이 보면 근시가 생긴다'는 믿음도 근거가 없습니다. 저는 초등학교 3학년 무렵부터 안경을 썼는데 이때가 TV를 보기 시작하던 때였습니다. 그래서 TV 때문에 근시가 되었다고 믿고 있다가 안과 전공의가 되어 TV는 무죄라는 사실을 알게 되었습니다. 정상인에서 2m 거리에서 2시간 정도 TV를 시청하게 한 후, 시청 전후의 굴절 상태를 비교하는 연구를 한 적이 있습니다. 통계적으로 의미 있는 정도는 아니었지만 오히려 일시적으로 약간 원시가 되거나, 근시가 약간 감소하는 것을 확인하였습니다. TV를 볼 때 대부분 30cm 정도까지 가까이 보지는 않으므로, TV를 본다고 근시가 생기기는 어렵습니다.

안경을 쓰든 안 쓰든 근시는 진행합니다

일단 근시가 시작되면 성장이 둔화될 때까지 근시가 점점 진행됩니다. 이는 발이 점점 커져 점점 큰 신발을 신는 것과 같습니다. 신발을 신어서 발이 커지는 것이 아니듯이, 안경을 써도, 안 써도 근시는 계속 진행합니다.

처음에는 근시가 심하지 않아서 맨 눈으로 어느 정도 보입니다. 그러다가 눈알이 점점 길어지면 이제 안경을 안 쓰고는 볼 수 없게 됩니다.

안경 도수가 계속 바뀝니다

눈알이 점점 길어져 초점이 점점 앞으로 맺히고, 점점 먼 곳의 물체가 안 보이게 됩니다. 그래서 안경 도수가 계속 바뀝니다. 신체가 빠르게 성장하는 시기에 근시도 같이 진행하므로, 깨끗하고 선명하게 보기 위해서는 안경 도수를 계속 바꿔야 합니다. 몸이 그렇듯 눈알도 한없이 커지지는 않으므로 대부분의 근시는 25세 전후까지 진행하다가 멈춥니다.

마이너스 6디옵터를 넘으면 고도근시입니다

고도근시는 심한 근시라는 뜻입니다. 고도근시는 망막열공, 망막박리 등 합병증이 생기는 경우가 많습니다.

🔍 근시가 생기면 어떻게 해야 하나요?

근시는 안경을 써야 잘 보입니다

아이가 멀리 떨어진 사물을 잘 못 보거나 눈을 찡그리는 등 근시 증상을 보이면 안과에 가서 검사를 받고 필요하면 안경을 써서 두 눈 모두 잘 볼 수 있도록 해주셔야 합니다.

근시가 심해지지 않으려면

근시는 눈알이 길어지면서 생기는 것이라서 근시가 심해지지 않으려면 눈알이 더 이상 커지지 못하도록 붙잡아 묶어두는 수밖에 없습니다. 마치 옛날 중국에서 발이 커지지 못하게 전족을 한 것과 마찬가지입니다. 실제로 남미에서는 이런 수술을 하여 보고하기도 하였습니다. 그러나 눈을 묶는 수술에는 근시 외 다른 심각한 부작용(예: 사시, 눈운동장애 등)이 생길 수 있어 하지 않습니다.

근시가 생기는 원인으로는 현재로서는 근업(가까이 보는 일)이 가장 믿을 만한 원인입니다. 따라서 가능하면 50cm 이상 떨어져서 책을 읽는 것이 도움이 됩니다. 구체적인 방법은 다음과 같습니다.

① 엎드리거나 누워서 책/핸드폰을 보지 않습니다. 엎드리거나 누워서 보면 거리가 아주 가까워집니다.

② 어두운 곳에서 책을 읽지 않습니다. 어두우면 잘 안 보여 가까이 볼 수밖에 없습니다.

③ 책 받침대를 사용합니다. 책 받침대를 쓰면 50cm 이상 거리를 유지하기 좋습니다.

④ 20분 정도에 한 번씩 잠깐 쉬면서 먼 곳을 봅니다. 조절근육의 긴장이 풀리는 데 도움이 될 수 있습니다.

부등시 있는데 안경을 안 쓰면 약시가 될 수 있습니다

심한 부등시(두 눈 굴절이상이 많이 차이 나는 경우, 일명 짝눈)가 있는데 안경을 너무 늦게 쓰면 정상적으로 시력 발달이 안 되고 약시가 될 수 있으니 반드시 검사를 받고 맞는 안경을 써야 합니다.

아이에게 잘 보이는지 물어보시고, 안 보이면 얘기하라 하십시오

아이들은 칠판 글씨가 안 보여도 집에 와서 이야기하지 않는 경우가 많습니다. 부모님께서 먼저 가끔 칠판 글씨가 잘 보이는지, 작은 글씨도 보이는지, 뒤에 앉을 때도 잘 보이는지, 날씨가 흐린 날에도 잘 보이는지 등을 아이에게 물어 확인하십시오. 근시의 단서는 아이가 텔레비전을 자꾸 앞으로 가서 보거나 아니면 실눈을 뜨고 보는 것입니다.

근시 교정으로는 안경이 가장 좋습니다

안경은 근시 교정 방법으로 가장 쉽고 안전한 최상의 방법입니다. 다만 고도근시의 경우 안경알이 두꺼워 물체가 휘어 보이거나 작게 보일 수 있습니다.

가벼운 근시는 필요에 따라 안경 착용 여부를 결정하면 됩니다

예를 들어 두 눈에 비슷한 정도의 근시가 약간 있어 시력이 0.5인데 유치원에서 별문제가 없다면 지금 당장 안경을 쓰지 않아도 됩니다. 그러나 똑같이 시력이 0.5라도 칠판이 안 보인다면 학습에 지장이 있으므로 안경이 필요합니다. 즉 두 눈에 비슷한 정도의 가벼운 근시가 있다면 생활의 필요에 따라 안경 착용 여부를 결정하면 됩니다.

외사시는 근시 안경 안 쓰면 심하게 나타날 수 있습니다

외사시에서 근시가 있는데 안경 안 쓰고 그냥 지내면 외사시가 심하게 나타날 수 있습니다.

근시 교정으로 콘택트렌즈 착용도 고려할 수 있습니다

콘택트렌즈는 안경을 제외하고는 가장 많이 사용되는 시력 교정 방법으로, 의사의 지시를 정확히 따르며 착용하면 비교적 안전합니다(제6장의 '콘택트렌즈' 참조). 콘택트렌즈는 반드시 안과 검진을 받고 써야 합니다. 본인이 콘택트렌즈를 원하고, 관리할 수 있고, 눈에 이상이 생기면 바로 안과에 올 수 있다면 낄 수 있습니다. 그러나 외국에 있을 때는 안과 가기 어렵습니다. 각막염 생겼는데 치료가 늦어져 시력을 잃은 경우가 있으므로, 캠프 등 외국 보내실 때는 아이에게 안경을 씌워 보내시는 것이 안전합니다.

드림렌즈나 오케이렌즈도 있습니다

드림렌즈나 오케이(OK)렌즈는 눈의 가장 앞쪽에 있는 검은 부분인 각막을 눌러서 편평하게 모양을 바꿔줍니다. 잘 때 끼고 자면 다음 날 각막이 눌러진 상태로 유지되는 것입니다(제6장 참조). 근시는 눈알이 길어지는 것이므로 눈의 가장 앞쪽인 각막을 눌러주면 전체 길이가 짧아져 잘 보이게 되는 것이지요. 자세한 설명은 6장 굴절이상 교정을 참조해주십시오.

🔍 근시 진행을 늦출 수 있나요?

몸이 커지듯이 눈도 성장하면서 점점 앞뒤로 길어집니다. 이런 성장을 완전히 막을 수는 없으나, 천천히 조금씩 커지도록 하는 여러 가지 방법이 있습니다. 가장 대표적인 방법으로는 저농도 아트로핀이 있고, 그 외 OK렌즈, 드림렌즈 등의 특수 콘택트렌즈를 이용한 각막굴절교정 렌즈, 이중초점 또는 다초점 안경/콘택트렌즈, 생활습관 교정 등의 방법이 있습니다. 각막굴절교정 렌즈에 대해서는 제6장 굴절이상 교정에서 따로 설명하여 여기에서는 하지 않았습니다.

🔍 저농도 아트로핀

근시가 천천히 진행하도록 저농도 아트로핀을 넣을 수 있습니다
이미 생긴 근시를 되돌릴 수 있는 방법은 없습니다. 키가 커지듯이 눈알도 점점 길어지므로, 근시는 점점 진행합니다. 이제부터 천천히 진행하도록 넣는 약이 있습니다. 그게 저농도 아트로핀입니다. 아트로핀은 조절마비제로, 이 약을 넣으면 조절작용이 안 되어 가까이 있는 물체가 잘 안 보입니다.

아트로핀이 근시 진행을 늦추는 기전은 다음의 세 가지 가설이 있습니다
- 아트로핀이 조절을 억제함으로써 조절과 관련된 맥락막과 공막 변화를 줄여 눈알이 커지는 것을 억제한다는 것입니다. 그러나 조류에서도 아트로핀에 의한 근시 억제 효과가 있는데 조류는 사람과 달리 조절과 관련된 근육이 없어 이 가설을 인정하기 힘듭니다.
- 아트로핀이 망막의 도파민을 증가시켜 근시 진행이 억제됩니다.
- 눈을 커지게 하는 망막과 공막 섬유모세포에 작용하여 눈 성장을 억

제합니다.

아트로핀은 다음과 같은 부작용이 있습니다

• 조절이 안 되어 가까운 물체가 잘 보이지 않고,

• 밝은 빛에서 동공이 축소되지 못해 빛이 많이 들어와 눈이 부십니다.

• 동공이 커져 눈에 들어오는 자외선이 그만큼 더 들어옵니다.

이러한 부작용을 줄이고자 낮은 농도(저농도)로 씁니다.

저농도 아트로핀을 점안하는 이유는 다음과 같습니다

아트로핀은 현재까지 성장기 근시 진행을 억제하는 효과가 입증된 유일한 약제로서, 낮은 농도에서도 효과적으로 근시 진행을 억제하며, 부작용이 적습니다. 고도근시(근시가 심한 경우)가 되면 다음 문제가 생깁니다.

• 고도근시에서는 망막 주변부가 얇아서 망막에 구멍(망막열공), 망막박리가 잘 생깁니다. 망막박리는 시력을 잃을 수 있는 중대한 질병입니다(제11장 참조).

• 고도근시가 되면, 나중에 라식, 라섹 등의 레이저 근시교정수술을 받을 수 없고, 렌즈삽입술까지 받아야 되는 경우가 많습니다.

저농도 아트로핀은 농도가 여러 가지입니다

• 싱가포르, 말레이시아, 대만, 유럽 일부 국가에는 0.01% 상품이 있으나, 우리나라에는 없습니다. 저희 병원에서는 좀더 낮은 농도인 0.01%와 0.05% 아트로핀을 약제부 클린벤치(clean bench)에서 만들어 처방합니다. 약 만드는 인건비를 도저히 감당할 수 없어 1년 넘게 약제부에 거듭 부탁하여 간신히 만들고 있습니다. 현재 이렇게 낮은 농도 아트로핀이 처방되는 대학병원으로는 제가 아는 바로는 저희 병원 외 서울성모병원, 강남세브란스병원이 있습니다. 각 대학병원에서 처방하는 농도는 조금씩 다릅니다.

- 일반 안과에서는 4세부터 처방이 가능한 0.125% 아트로핀(상품명 마이오가드)이 있습니다. 이는 0.01%의 12.5배의 농도입니다.

마이오가드와 대학병원에서 처방하는 저농도 아트로핀의 장단점은 다음과 같습니다

- **마이오가드**는 0.125%이므로,

  ① 근시 억제 효과는 더 강하나, 약을 중단한 후 근시가 급격히 진행할 수 있습니다.

  ② 가까이 보기 더 힘들고

  ③ 눈부심이 더하며

  ④ 눈동자가 커져 자외선이 그만큼 더 들어오고

  ⑤ 아직 의료보험이 적용되지 않습니다.

- **대학병원에서 처방하는 저농도 아트로핀**은 마이오가드보다 농도가 낮으므로,

  ① 근시 억제 효과는 약하나, 약을 중단한 후 근시가 급격히 진행하는 현상이 덜합니다.

  ② 가까이 보는 데 어려움이 덜하고

  ③ 눈부심이 덜하며

  ④ 눈동자가 상대적으로 덜 커져 자외선이 그만큼 적게 들어오고

  ⑤ 의료보험을 적용하여 매우 싸지만, 클린벤치가 있는 대학병원에서만 제조가 가능하고, 일반 안과에서 처방받을 수 없습니다.

저농도 아트로핀은 어떤 농도가 가장 좋을까요?

2019년 홍콩에서 0.01%, 0.025%, 0.05%의 3가지 농도의 아트로핀의 근시 억제 효과와 부작용 등을 비교 조사하여 발표한 결과 0.05%를 가장 추천하였습니다. 그러나 0.05%에서도 동공이 많이 커져 눈부심을 호소하고 책 보기 힘든 경우도 제법 있습니다. 그래서 0.01%부터 시작해서 근시 억제 효과가 충분하다면 이를 유지하고, 근시가 진행한다면

저농도 아트로핀을 넣어도 안경을 바꾸게 됩니다

아트로핀은 근시를 없애 안경을 벗거나 근시 진행을 완전히 중지시키지는 못하고 진행 속도를 늦출 뿐입니다. 안약을 점안하더라도 근시가 조금씩 진행하여 안경을 바꾸는 경우가 생깁니다.

저농도 아트로핀을 드림렌즈와 함께 쓸 수 있습니다

드림렌즈를 착용하는 경우에도 넣어도 됩니다.

2회로 증량하거나 점차 높은 농도로 올려보는 것이 좋겠습니다.

저농도 아트로핀 점안액의 부작용은 다음과 같습니다

- 알레르기결막염
- 근거리 시력 저하
- 눈부심: 실외에서는 자외선 차단 선글라스를 착용하는 게 좋습니다.
- 어린 영아에서 저농도가 아닌 높은 농도(1%) 아트로핀 안약을 사용한 경우 매우 드물게 안면홍조, 입 마름, 두통, 구토, 발열, 배뇨곤란, 간질, 혼수 등 심각한 부작용이 보고된 경우도 있으나, 1% 아트로핀 안약을 20~100배 희석한 저농도 아트로핀의 경우 심각한 부작용이 보고된 바 없으므로 용법에 맞게 사용하면 부작용 발생 가능성은 매우 낮습니다.

저농도 아트로핀 점안 시 주의사항은 다음과 같습니다

- 1일 1~2회, 아침 저녁 대략 12시간 간격으로 한 방울씩 점안하세요.
- 약을 넣을 때 약병 끝이 속눈썹에 닿지 않도록 하고, 한 번에 1방울만 넣으면 됩니다. 여러 방울 넣어도 결국 눈에 남는 것은 1방울입니다.
- 점안 후 눈꺼풀 코쪽의 눈물주머니 부위(안경 코받침이 닿는 위치)를 5분간 손가락으로 누르면 전신 흡수를 줄일 수 있습니다.
- 안약이 어린이 입이나 볼에 닿지 않도록 주의하세요.
- 안약 보관 및 사용은 항상 보호자에 의해 이루어져야 합니다.
- 변질 우려가 있으므로 반드시 냉장 보관하시고, 뚜껑을 딴 안약은 약이 남아도 한 달이 지나면 폐기해주시기 바랍니다. 개봉하지 않은 안약은 표면의 유효기간까지 사용 가능합니다.
- 심한 부작용이 생길 때 즉시 안약 사용을 중단하시고 안과를 방문하시기 바랍니다.

🔍 이중초점 또는 다초점 안경/콘택트렌즈

이중초점 또는 나초점 안경/콘택트렌즈는 최근 미국 식품의약청에서 근시 진행을 막는 데 효과가 있다고 인정받아 예전보다 더 사용됩니다. 문제점은 비싸고, 실제 근시 진행을 방지하는 효과가 비용 대비 적다는 것입니다.

🔍 생활습관 교정

야외활동 시간을 늘립니다

햇빛 아래에서 야외활동 시간을 늘리면 근시 진행이 억제됩니다. 중국 일부 지역에서는 학교 쉬는 시간에 학생들을 교실 밖으로 내보내서 활동 시간을 늘리는 국가적인 사업을 추진하기도 합니다.

너무 가까운 걸 오래 보지 않도록 합니다

독서나 컴퓨터 작업을 할 때 가능한 거리를 50cm 이상 띄워 보고, 15~20분에 한 번씩 멀리 보도록 합니다.

적절한 조명을 씁니다

아이가 어두운 곳에서 책을 읽는다고 눈에 해가 되는 것은 아닙니다. 다만 어두운 곳에서 책을 읽으면 잘 보이지 않으므로 가까이 대고 읽게 되므로 적절한 조명을 써서 50cm 정도 띄우고 볼 수 있도록 합니다.

컴퓨터 사용과 근시

컴퓨터 때문에 근시가 생기지는 않습니다. 그러나 컴퓨터를 가까운 거리에서 너무 오래 보면, 과도하게 근업을 하는 것이므로 50cm 이상 거리를 띄우고 하도록 합니다. 즉 컴퓨터, 책, 핸드폰 모두 너무 가까이 오

근시인 아이에게 해줄 일

- 아이에게 "눈이 나빠서 안경을 써야 해"라고 말하기보다는 "눈이 길어서 초점이 망막 앞에 맺혀 선명하게 보려면 안경을 써야 한다"고 이야기해주세요. 광학에 관심이 생길 수 있습니다.
- 아이들이 불편해하는 것을 말하게 하고 잘 들어줌으로써 빠르게 변하는 근시 도수의 변화에 잘 대처해주세요.
- 그림과 쉬운 설명으로 아이에게 근시가 왜 생기는지 알려주세요.
- 새 안경테를 고르는 것이 즐거운 시간이 되도록 유도해주세요.

래 보지 않도록 합니다.

근시, 이런 점을 주의해야 합니다

가족력이 있는 경우 안과 검진을 꼭 받으세요

모든 질환은 유전될 수 있습니다. 의학 교과서 중에 "모든 병은 유전병이다"라고 적혀 있기도 합니다. 부모나 형제가 굴절이상이 심하다면 어려서부터 반드시 안과 검사를 받는 게 안전합니다. 가족력이 없더라도 1세 이전에 안과 정기검진을 받는 것이 안전합니다. 심한 부등시를 일찍 발견하면 그냥 어려서부터 안경만 씌워도 시력이 잘 발달하는데, 늦게 발견하면 약시가 되어 가림치료까지 하면서 고생합니다. 정기검진은 여러 가지 병을 일찍 발견하는 데 도움이 됩니다.

다치지 않게 조심해야 합니다

심한 근시 즉 고도근시는 눈알이 길기 때문에 망막이 굉장히 얇습니다. 얇은 망사천으로 큰 공을 덮는다 생각하면 됩니다. 공이 클수록 천이 팽팽히 당겨지고, 조금만 건드려도 구멍이 나겠지요. 망막이 꼭 얇은 망사천 같습니다. 만일 주먹이나 공에 맞는다면 망막이 쉽게 구멍이 나거나 찢어질 수 있습니다. 아이가 싸우다가 눈 주위를 맞지 않도록, 위험한 일을 하다가 눈을 다치지 않도록 주의시켜주십시오. 특히 중고등학생이 되면 쉽게 싸움에 휘밀려서 눈을 다치거나, 싸움을 말리다가도 많이 맞습니다. 늘 조심시켜야 합니다.

망막에 구멍이 생기거나 망막박리가 될 수 있습니다

다음 증상을 주의하세요(제11장 참조).

① 눈 앞에 불이 번쩍 합니다. 이런 증상은 망막열공/박리의 전조 증상일 수 있습니다.

② 먹물을 뿌린 것처럼 검은 점이 뜹니다.

③ 먼지처럼 떠다니는 것이 생깁니다.

④ 커튼이 쳐지듯이, 아지랑이가 끼듯이, 가려 보이는 부분이 생깁니다.

⑤ 직선이 휘어 보이거나 끊어져 보입니다.

이럴 때는 지체 없이 바로 안과에 가서 정확하게 증상을 말씀하시고, 검진을 받으셔야 합니다.

고도근시인 경우 특히 더 정기적인 안과 검사가 도움이 됩니다

고도근시는 망막이 아주 얇아서 주변부에 변성이 있거나 구멍이 나 있을 수도 있어 정기적으로 안과 검진을 받는 것이 안전합니다.

근시와 노시안

근시가 있는 사람이 멀리 있는 물체를 잘 보기 위해서는 계속 안경을 써야 합니다. 간혹 나이가 들면 안경을 벗을 수 있다고 오해하시는데, 아닙니다. 단지 근시가 -3디옵터 정도라면 나이가 들어도 안경 없이 맨 눈으로 책을 볼 수 있습니다. 근시가 좋은 점은 근시가 심하지 않다면 늙어서 노시안이 되어도 돋보기 없이 가까운 물체를 볼 수 있다는 것이지요. 저는 -4디옵터 근시라서 평생 25cm 거리의 물체를 맨 눈으로 잘 볼 수 있습니다. 이렇게 감사할 일이 있겠습니까? 전 제 근시가 참 좋고 감사합니다!

🔍 근시에 관한 오해

근시가 좋아지는 약이 있다?

현재로서는 세계 어디에도 없습니다. 먹는 약이 근시에 효과를 보이는 경우는 없습니다. 만일 근시가 없어지는 약을 누군가 개발한다면 세계가 떠들썩하고 그 사람은 아마도 갑부가 될 것입니다.

지압, 침술로 근시를 치료한다?

근거 없는 이야기입니다. 아시다시피 중국은 한방치료의 원조이고 발달되었으나 근시 발생이 가장 높은 나라 중 하나입니다. 침으로 근시가 고쳐진다면 중국에는 근시가 다 없어졌겠지요. 실제로 중국에서 온 안과 의사들을 만나 물어보아도 침으로 근시가 고쳐지지 않는다고 합니다.

눈 체조로 근시가 치료된다?

아닙니다. 눈 체조로 근시가 치료되지 못합니다. 눈을 움직이는 것으로 어떻게 눈알 길이가 짧아지겠습니까? 발을 이리저리 움직인다고 발이 작아질 수 없는 것과 같습니다.

🔍 가성근시

가성근시에 대해 알아볼까요?

진짜 근시가 아닌데도 근시처럼 먼 곳이 잘 보이지 않은 상태를 가성근시라고 합니다. 가성근시에서는 진짜 근시처럼 오목렌즈 안경을 쓰면 더 잘 보지만, 조절마비굴절검사에서는 근시가 없거나 오히려 가벼운 원시가 있습니다. 그런데 그 도수 안경을 끼면 안 보이고, 실제의 굴절 상태와 다른 높은 도수의 근시 안경을 끼면 잘 보입니다. 가성근시로 밝혀지면 안경을 낄 필요가 없습니다.

가성근시의 원인

가성근시는 실제로는 근시가 아닌데 가까운 곳을 오래 보다 보니 근시 같은 상태가 되는 것으로 추측합니다.

가성근시가 잘 생기는 상황

성장기의 아이들이 고개 한번 돌리지 않고 너무 오래 눈 가까이 모니터를 두고 컴퓨터 게임을 하거나 책을 읽게 되면 초점을 조절하는 근육인 모양체근이 수축한 채로 있습니다. 너무 오랫동안 계속 가까운 곳만 보면 모양체근이라는 근육이 마치 쥐가 난 것처럼 먼 곳을 볼 때도 풀리지 않아서 수축한 상태 그대로 있을 수 있습니다. 마치 오랫동안 쭈그리고 앉아 있다가 일어서려면 다리가 쉽게 잘 안 펴지는 것과도 비슷합니다. 이렇게 되면 가까운 곳을 볼 때는 잘 볼 수 있지만 먼 곳을 볼 때는 초점이 맞지 않게 됩니다.

가성근시의 치료

가성근시는 일시적인 상태이기 때문에 모양체근육을 풀어주는 게 필요합니다. 조절근육인 모양체근을 이완시키는 조절마비제 안약을 눈에 넣습니다. 조절마비제를 넣으면 하루 정도 가까운 물체가 잘 보이지 않으므로 시험 전날 같은 때는 넣지 않는 것이 좋습니다. 저는 보통 주말이나 저녁에 숙제 끝나고 한 방울씩 넣으라고 합니다. 심하지 않으면 주말에만 넣거나 하루나 이틀 걸러 넣어도 과도한 조절이 풀려서 다시 잘보게 되는 경우가 있습니다. 안과에 가지 않고 그냥 근시안경을 쓰다가, 굴절검사를 받고 조절마비제를 집에서 점안한 후 다시 잘 보여 안경을 벗게 되었다고 좋아하는 모습을 보면 의사로서 보람이 큽니다. 참고로 말씀드리면 시판되는 눈 영양제를 먹는다고 가성근시가 좋아지지는 않습니다.

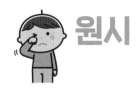

원시

원시는 근시와 반대로 안구 길이가 정상보다 짧아서 생기는 굴절이상입니다. 안구 길이가 짧아 망막 뒤쪽에 초점이 맺히기 때문에 가까운 물체가 잘 보이지 않습니다. 원시의 경우 멀리 있는 것은 잘 보이기 때문에 원거리 시력만 측정해서는 이상을 발견하기 어렵습니다. 안과 검진을 받아보는 것이 좋습니다. 안과에서는 굴절검사를 해서 원시 여부를 판단합니다. 원시인 아이는 가까운 것을 볼 때 초점을 맞추려고 눈에 힘을 주기 때문에 눈이 안으로 몰리는 내사시가 생길 수 있습니다.

🔍 원시는 어떤 상태인가요?

원시는 가까운 물체가 잘 안 보이는 상태입니다

원시는 멀리 있는 물체는 잘 보이지만 가까운 물체는 잘 보이지 않는 상태입니다. 대부분 눈알이 작아서 빛이 망막보다 뒤쪽에서 초점을 맺기 때문에 가까운 물체가 잘 보이지 않습니다. 원시를 병이라거나 눈이 나쁘다고 하는 것은 맞지 않습니다. 발이 작아 "발이 나쁘다"고 하면 이상한 것과 같습니다. 정도에 따라 안경을 써야 하는 경우가 있습니다. 참고로 원시가 심하면 먼 곳도 잘 안 보일 정도로 시력이 떨어질 수 있습니다.

원시와 노시안은 다릅니다

노시안이 와도 가까운 물체가 잘 안 보이고, 노시안이나 원시나 모두 볼록렌즈 안경으로 교정하기 때문에 둘을 같은 상태로 오해할 수 있지만, 노시안과 원시는 다릅니다. 노시안은 나이가 들면 눈의 조절력 자체가 떨어지기 때문에 생기는 것이고, 원시는 조절력은 정상인데 눈알 크기

그림 6. 정시안과 원시안

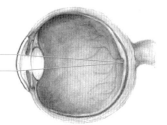

정시안

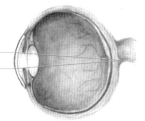

안구가 짧아서 생긴 원시안

가 작아서 생기는 것입니다. 근시인 사람이 나이 많아져 노시안이 되면 그렇다고 원시가 되는 게 아니고, 근시 도수를 줄인 근거리 안경을 쓰게 됩니다.

원시가 있으면 노시안이 빨리 오고, 더 불편할 수 있습니다

원시가 심하면 노시안이 빨리 와서 책이나 신문을 읽을 때처럼 가까운 일을 하는 데 많은 어려움을 겪을 수 있습니다. 가까운 것을 오래 보면 흐려 보이고, 눈과 머리가 아프고 피곤할 수 있습니다.

원시가 심하면, 늙어서 녹내장 위험이 높아집니다

늙으면 안압이 높아지는 녹내장 위험이 높아지는데, 특히 원시가 심하면 더 위험할 수 있습니다. 원시가 심한 사람에서, 눈과 머리가 심하게 아프고, 뿌옇게 보이면 안과에 가서 안압을 확인해야 합니다.

🔍 원시의 원인과 진단

원시가 생기는 원인에는 크게 두 가지가 있습니다

대부분의 원시는 근시와 반대로 눈알의 길이가 짧아서 생깁니다. 왜 눈알의 길이가 짧아졌는지에 대한 원인은 뚜렷하게 밝혀진 바가 없으나, 유전적인 경향이 있습니다. 각막이나 수정체의 커브가 너무 평평하거나 수정체의 굴절력이 너무 약한 경우에도 원시가 생길 수 있으나, 가장 많은 경우는 눈알이 짧은 경우입니다.

원시는 정기 신체검사에서는 좀처럼 진단되지 않습니다

원시의 경우는 먼 곳이 잘 보이기 때문에 원거리 시력만 재서는 이상 상태를 발견하기 어렵습니다. 특히 한 눈만 원시가 심한 경우 심한 약시가 되나 두 눈으로는 잘 보므로 그냥 봐서는 이상을 발견하기 힘듭니다. 따라서 안과에서 근거리 시력과 원거리 시력을 같이 재고, 굴절검사를 해서 확인을 받으셔야 합니다.

🔍 원시가 생기면 어떻게 해야 하나요?

볼록렌즈 안경이나 콘택트렌즈로 교정합니다

원시는 볼록렌즈 안경으로 교정합니다. 볼록렌즈는 중심부 두께가 가장자리보다 두꺼운 렌즈로서 상을 모아주는 효과가 있습니다(92쪽의 그림 8 참조). 나이가 많아져서 안경을 벗기를 원하면 콘택트렌즈를 낄 수도 있습니다. 나이 들어 근거리 작업이 힘들면 가까운 일을 할 때만 안경을 쓰기도 합니다.

제한된 경우 굴절수술을 하기도 합니다

원시의 굴절수술은 근시처럼 발달되지는 않아서 매우 제한적으로 굴절수술을 합니다. 굴절수술 후 시간이 흐르면 원시가 재발할 수도 있고, 굴절수술 후 교정하기 힘든 난시가 생길 수도 있어서 안과 의사와 상담이 필요합니다.

원시로 인해 내사시가 생길 수 있습니다

가까이 있는 물체를 보려면 눈은 초점을 맞추기 위해 조절을 합니다. 원시는 정시인 사람보다 훨씬 많이 조절을 해야 합니다. 그러면 자동적으로 눈모음이 많이 일어나면서 내사시가 될 수 있습니다. 이런 경우 원시를 교정하는 안경을 써서 더 이상 조절을 하지 않도록 하면 내사시가 줄어들 수 있습니다. 안경을 썼는데도 내사시가 남아 있으면 수술이 필요합니다(제8장 사시 참조).

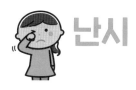

난시

물체를 볼 때 초점이 한 곳에 맺히지 않고 두 점 이상에 맺히는 것을 난시라고 합니다. 난시에는 정난시와 부정난시가 있습니다. 정난시는 각막의 생김새 때문에 생기는 난시이고, 부정난시는 눈의 염증이나 상처 등이 원인이 되어 각막 표면이 울퉁불퉁해져서 생기는 난시입니다. 정난시를 예방하는 특별한 방법은 없지만, 부정난시는 각막질환에 걸리지 않도록 주의하면 예방할 수 있습니다. 가을이 되면 밤송이에 찔려 각막염에 걸리곤 하는데, 밤을 딸 때 위를 쳐다보면 매우 위험합니다. 심한 난시를 제대로 교정해주지 않으면 자칫 약시가 될 수도 있으므로, 정기적인 안과 검사를 통해 이상 유무를 확인해보는 것이 좋습니다.

🔍 난시는 어떤 상태인가요?

난시는 안구가 럭비공처럼 생긴 상태입니다
난시는 물체를 볼 때 한 점에 정확한 초점이 맺히지 못하고 두 점 이상에 초점이 맺히는 상태입니다. 난시가 있는 눈의 각막은 보통 카메라의 렌즈처럼 정확한 구면이 아니고 수평축과 수직축의 굴절률이 다른 상태입니다. 쉽게 말해 안구가 축구공처럼 동그래야 되는데, 럭비공처럼 길쭉해서 수평축이나 수직축의 곡선 만곡도가 서로 다른 상태입니다. 그래서 평행 광선이 한 점으로 맺히지 않고, 두 점 혹은 그 이상의 초점을 갖게 됩니다. 난시는 나이가 들면서 변할 수 있습니다.

🔍 난시의 종류와 원인

난시에는 정난시와 부정난시가 있습니다

난시에는 각막의 만곡도가 방향에 따라 달라 생긴 난시인 정난시와, 눈의 염증이나 상처 등이 원인이 되어 각막 표면이 울퉁불퉁해져 생긴 부정난시 두 가지가 있습니다.

정난시

주로 각막의 수평축이나 수직축의 만곡도가 서로 다르기 때문에 나타나며, 시력검사표 밑에 있는 부채꼴 모양의 난시표를 보면 선명한 선과 흐린 선이 항상 직각 관계를 유지하는 특징이 있습니다. 정상인에서도 위아래 눈꺼풀이 각막을 위아래로 눌러주게 되어 생리적 난시가 있을 수 있습니다.

부정난시

각막반흔, 원추각막, 백내장 초기, 원추수정체 등에서 나타납니다. '각막반흔'은 각막에 상처자국, 즉 흉터가 있다는 뜻입니다. 각막은 각막상피, 보우만막, 각막실질, 데스멧막, 각막내피 이렇게 5개의 층으로 이루어져 있는데, 각막실질이나 보우만막에 손상이 있으면 치유 후에 반흔이 희게 남게 됩니다. '원추각막'은 각막중심부가 진행성으로 서서히 얇아져서 앞쪽을 향해 돌출되는 것을 말합니다(제10장 각막 질환 참조). 초기에는 시력감소가 심하지 않고 발견하기 어려우나 진행되면 시력이 많이 떨어집니다. 각막이식수술 후에도 부정난시가 생길 수 있습니다.

🔍 난시는 어떻게 치료하나요?

정난시 치료

원주렌즈 안경으로 교정합니다. 먼저 근시나 원시에 대하여 오목렌즈 (근시교정) 또는 볼록렌즈(원시교정)로 교정한 후 필요한 난시 도수를 원주렌즈로 교정하게 됩니다. 원주렌즈는 난시의 축에 따라 한쪽 방향이 그 수직 방향에 비해 두껍거나 얇은 렌즈입니다. 즉 가장자리의 두께가 위아래, 또는 좌우만이 더 두껍거나 얇은 렌즈입니다. 쉽게 말하면 말랑말랑한 동그란 밀가루 반죽을 두 손의 엄지와 검지로 한 축의 양 끝을 잡고 살짝 들어올렸다고 상상하시면 됩니다.

부정난시 치료

눈의 염증이나 상처 등이 원인이 되어 각막의 표면이 울퉁불퉁해져서 생긴 부정난시는 콘택트렌즈를 사용하여 교정합니다. 수술로 교정할 수도 있는데, 다이아몬드 칼로 각막 주변을 난시축에 맞게 절개를 넣거나 레이저로 근시와 난시를 함께 교정하기도 합니다.

🔍 난시, 이런 점을 주의하세요

난시 발생을 예방하는 방법은 없습니다

다만 부정난시의 원인이 되는 각막 질환에 걸리지 않도록 조심합니다.

콘택트렌즈는 문제점을 잘 알고 대처할 줄 알아야 합니다

콘택트렌즈를 잘못 사용한 결과로 각막염이 생기고 이로 인해 시력을 잃을 수도 있으므로 조심해야 합니다.

밤나무 위를 쳐다보며 흔드는 것은 위험합니다

가을이 되면 밤송이에 찔려 각막염에 걸리곤 합니다. 밤나무를 위로 쳐다보면서 나무를 흔들어 밤을 따는 것은 아주 위험합니다. 그 밖에 비비탄이나 화살, 다트 등을 가지고 노는 것도 위험합니다.

정기적인 시력검사를 통해 난시 여부를 확인해야 합니다

아이들의 굴절이상은 시력의 발달과 직접적인 연관이 있습니다. 심한 난시를 제대로 교정해주지 않는 경우 시력 발달에 지장이 생겨 심한 경우 약시가 될 수도 있습니다. 아이들은 의사표현이 정확하지 않으니 정기적인 검사를 통해 진찰을 받고 안경을 사용할 때도 안과 의사의 진찰을 통해 처방받는 것이 안전합니다.

난시의 진행 경과

난시는 나이가 들면서 달라질 수 있습니다. 어떻게 될지 미리 알 수는 없지만 부모의 난시 정도를 확인하면 어느 정도 예측이 되기도 합니다. 수정체 탈구라든지 원추각막 등 점점 진행하면서 나빠질 수 있는 질환이 있는 경우 난시가 심해질 가능성이 큽니다.

정기점검이 특히 중요한 질환들이 있습니다

수정체 탈구가 잘 생기는 마르팡증후군(Marfan syndrome) 등의 결체조직 질환이 있거나 가족력이 있는 사람은 특히 안과 정기검사가 매우 중요합니다. 특히 시력 발달 시기의 아이들은 굴절 상태와 수정체 위치가 많이 바뀔 수 있으므로 정기적으로 안과 검진을 받아야 합니다. 원추각막이 있으면 정기적으로 굴절검사를 하여 제때에 맞는 처치를 받으셔야 합니다.

제 6 장

굴절 이상,

이 렇 게

교 정 해 요

시력 교정 방법으로는 안경, 콘택트렌즈, 각막굴절교정술(렌즈삽입술, 레이저굴절수술) 등이 있습니다. 안경이 가장 안전하고 좋은 교정방법이나, 미용을 위해 콘택트렌즈를 끼거나, 20세 전후 근시가 더 이상 진행하지 않으면 각막굴절교정술을 할 수 있습니다.

안경으로 시력 교정하기

안경은 제대로 사용하면 아이들에게 큰 도움이 되고 시력 발달에 필수적이기도 합니다. 간혹 안과 의사인 제게 왜 라식을 받지 않고 안경을 쓰냐고 물어보시는 분이 계십니다. 그 이유는 안경은 눈에 직접 닿지 않는, 가장 안전하고 가장 바람직한 교정 방법이기 때문입니다. 라식 등의 굴절수술에 의한 교정은 안경이나 콘택트렌즈로부터 해방될 수 있지만 수술 관련 합병증이 있을 수 있습니다. 그럼 안경 사용에 대해서 구체적으로 알아봅시다.

🔍 근시와 원시의 교정

근시는 물체 상이 망막 앞에 맺히기 때문에 물체가 또렷하게 보이지 않고 희미하게 보입니다. 망막 앞에 맺히는 상을 망막까지 보내려면 빛을 퍼지게 하는 오목렌즈 안경을 써서 좀더 뒤로 보내 망막에 상이 제대로 맺히도록 해줍니다. 쉽게 말해 초점거리를 더 늘려줍니다(그림 7 참조). 그럼 물체 상이 망막 뒤에 맺히는 원시는 어떨까요? 근시와 반대로 볼록렌즈(돋보기)로 빛을 모아줘서 망막 뒤에 맺혀진 초점을 앞으로 끌어당깁니다. 쉽게 말해 볼록렌즈로 초점거리를 줄입니다(92쪽 그림 8 참조). 이처럼 근시일 때는 오목렌즈를, 원시일 때는 볼록렌즈를 씁니다. 오목렌즈는 마이너스(-), 볼록렌즈는 플러스(+)로 표시합니다. 따라서 "내 시력은 -5디옵터(기호로 D)"라고 할 때, '마이너스'는 오목렌즈를 뜻하고, 5는 안경 도수를 표현하는 말입니다. 근시가 심할수록 물체 상은 망막의 훨씬 앞에 맺히기 때문에 오목렌즈의 두께 역시 점점 두꺼워질 수밖에 없습니다. 안경 도수 즉 렌즈 두께는 디옵터(D)로 표시하는데, 그 정도에 따라 -1D, -6D, 이런 식으로 표시됩니다. 숫자는 근시 정도를

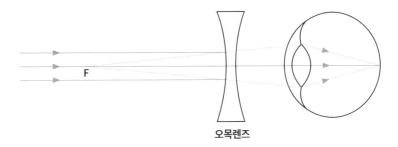

그림 7. 근시의 교정

F

오목렌즈

의미합니다. -6D 이상을 고도근시(심한 근시라는 뜻)라고 합니다. 볼록렌즈나 오목렌즈나 숫자가 커질수록 도수가 높아지고, 근시나 원시 상태가 심해진다는 것을 의미합니다. 자 이제 문답으로 안경과 시력에 대해 살펴보겠습니다.

Q 마이너스는 시력이 아주 나쁘고, 플러스는 시력이 좋다는 뜻인가요?

A 가끔 눈 상태를 알려 달라고 하셔서 마이너스 0.5디옵터라고 알려드리면 마이너스라는 표현에 충격을 받는 부모님이 계십니다. 마이너스 0.5디옵터는 근시가 별로 심하지 않아서 안경이 필요 없고 맨눈으로 1.0까지 다 읽기도 하는 거의 정상인 상태입니다. 즉 마이너스는 근시를, 플러스는 원시를 뜻하는 그냥 약속된 기호일 뿐, 플러스가 좋다는 뜻이거나 마이너스가 나쁘다는 뜻은 아닙니다. 플러스든 마이너스든, 즉 원시든 근시든 숫자가 많은 경우는 심하다는 뜻으로 모두 좋지 않은 경우입니다. 예를 들어 플러스 6디옵터라면 플러스가 많아 좋은 것으로 생각하기 쉬운데, 이는 원시가 심한 경우로서 고도원시라고 합니다.

많은 사람들이 눈이 아주 나쁘다는 뜻으로 "시력이 마이너스"라는 표현을 씁니다. 그러나 시력은 플러스나 마이너스라고 하지 않습니다. 플러스, 마이너스는 안경이 볼록렌즈인지 오목렌즈인지를 뜻합니다. 안과에서 안경 처방을 받으면 우리가 흔히 쓰는 0.1 등의 시력이 아니고, 디옵터로 표시되어 있습니다. 디옵터란 원시, 근시, 난시 정도를 수치로 표시한 것으로 쉽게 말하면 안경 도수(안경렌즈의 굴절력)입니다. 좀더 구체적으로 말하자면 디옵터는 눈의 굴절이상 정도를 나타내는 단위로 초점거리의 역수입니다. 즉 "수정체를 조절하지 않은 상태에서 망막에 상을 정확히 맺히게 할 수 있는 물체의 거리(초점거리)"를 미터로 표시한 수치의 역수를 디옵터라고 합니다. 근시용의 오목렌즈에는 마이너스(-) 부호, 원시용의 볼록렌즈에는 플러스(+) 부호를 붙입니다. 디옵터가 마이너스이면서 숫자가 클수록 심한 근시이고, 디옵터가 플러스이면서 숫자가 클수록 심한 원시라는 뜻입니다. 요컨대 디옵터의 숫자가 0(제로)에 가까울수록 시력은 좋고, 숫자가 커질수록 나쁜 것입니다. 예를 들어 1m 물체가 망막에 상이 정확히 맺히면 -1디옵터이고, 1/3m(33cm)의 물체 상이 망막에 정확히 맺히면 -3디옵터입니다. 이 예로 알 수 있듯이 디옵터 수치가 커질수록 초점거리는 짧아집니다. 디옵터 수치가 클수록, 즉 안경 도수가 높을수록, 볼 수 있는 거리는 짧아지므로 그만큼 굴절이상이 심하다는 뜻입니다.

다시 한 번 정리해볼까요. "나는 -5디옵터다"라는 말은 "나는 근시이고, 근시 정도가 5디옵터 즉 초점거리 1/5m(20cm)의 오목렌즈를 끼면 시력교정이 가능하다"입니다. 시력과 굴절이상 정도는 어느 정도 상관관계는 있지만, 정비례 관계로 딱 맞는 것은 아닙니다. 동공의 크기, 주위 환경의 밝기, 몸 상태, 시력판 글자의 선명도, 눈의 염증 정도, 시세포의 빛에 대한 민감도, 시각경로, 시각중추 등 굴절이상 외에도 시력에 영향을 미치는 요인은 많습니다.

그림 8. **원시와 원시의 교정**

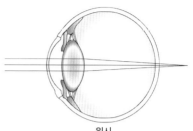

원시

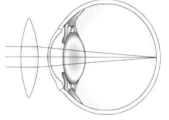

볼록렌즈를 이용한 원시의 교정

Q 시력만 알면 안경을 맞출 수 있나요?

A 간혹 시력이 0.1이니까 거기에 맞는 안경을 처방해 달라는 분들이 있습니다. 그러나 같은 시력이라도 사람마다 굴절상태가 다릅니다. 따라서 안경을 처방할 때는 시력검사만으로 하는 것이 아니라 시력과 굴절검사와 눈 전체를 종합적으로 검사해서 하게 됩니다. 안경 처방은 옷을 맞추는 것과 비슷합니다. 옷을 맞출 때 키만 재지는 않죠. 가슴둘레도 재고, 허리도 재고, 팔 길이도 잽니다. 안경을 처방할 때도 그와 마찬가지라고 생각하시면 됩니다. 잘못 처방된 안경을 쓰면 어지럼증, 두통, 눈 통증 등의 증상이 나타날 수 있기 때문에 안경은 처방이 무엇보다 중요합니다.

Q 시력은 잴 때마다 똑같이 나와야 하나요?

A 시력은 잴 때마다 약간씩 다를 수 있습니다. 왜냐하면 본다는 것은 단순히 눈의 생리적 기능만이 아니라 눈을 통해 받은 정보를 뇌가 처리하고 판단하는 일련의 복합적인 과정이기 때문입니다. 즉 시력은 눈의 기능과 뇌의 기능이 복합적으로 작용하는 것으로서, 눈에 아무런 이상이 없더라도 지능이 떨어지거나 주의가 산만하면 시력이 나쁠 수 있습니다. 그리고 시력 검사를 받는 사람의 몸 상태가 좋지 않거나 피곤하면 눈에 이상이 없어도 시력이 달라질 수 있고, 또 측정 거리나 조명 상태 등 검사 조건에 따라서도 검사 결과가 달라질 수 있습니다.

Q 정시는 평생 안경 없이 살 수 있을까요?

A 정시도 30대 중반부터는 가까운 걸 보는 조절능력이 떨어지기 시작합니다. 40이 넘으면 가까운 걸 오래 보면 눈이 아프고, 머리가 아프고, 피곤하고 불편해집니다. 노시안입니다. 노시안이 되면 가까운 걸 잘 보려면 근거리용 안경을 써야 합니다. 그래서 인간은 생애 어느 순간에는 모두 안경이 필요하게 됩니다.

Q 황금근시란 뭔가요?

A -3디옵터의 근시는 늙어서 조절을 못하게 되어도(노시안이 되어도) 33cm 떨어진 물체가 잘 보입니다. 그래서 -3디옵터 근시를 황금근시 (golden myopia)라고 합니다.

Q 안경은 한 번 쓰면 못 벗나요?

A 근시인 경우는 눈알이 일단 길어진 상태이고 다시 눈알이 짧아지는 일은 없으므로 안경을 한 번 쓰면 벗기 힘든 경우가 대부분입니다. 마치 발이 커져서 신발을 바꾸었는데 시간이 지나서 발이 작아져 다시 작은 신발로 바꾸는 일이 일어날 수 없는 것과도 같습니다. 단 책을 많이 보는 등의 근업(가까운 것을 보는 일)을 많이 하여 생긴 가벼운 근시가 나중에 책을 덜 보면 근시가 줄어서 안경을 벗는 경우도 있습니다.

Q 안경을 쓰면 눈이 더 나빠지나요?

A 안경을 쓰면 눈이 더 나빠진다고 생각해 안경 씌우기를 꺼리는 부모님이 많습니다. 이는 잘못된 생각입니다. 원래 근시는 안경을 쓰나 안 쓰나 계속 진행합니다. 키가 커지고 발이 커지듯이, 눈알도 자라서 점점 길어집니다. 시간이 흐르면 안구도 성장해서 길이가 길어지므로 초점이 점점 앞에 맺혀 더 높은 오목렌즈 안경을 써야 합니다. 마치 신을 신으나 벗으나 발은 계속 커지는데, 이때 신발을 신어서 발이 커졌다고 잘못 생각하는 것과 같습니다. 눈알도 몸이 커지면서 길어지고 그에 따라 안경 렌즈도 바꿔줘야 하는 것입니다.

Q 눈에 맞는 안경을 쓰지 않으면 눈을 버리나요?

A 눈에 맞지 않는 안경을 쓰면 눈의 피로가 심해질 수 있지만, 눈을 버리게 하지는 않습니다. 간혹 동물실험에서 막 태어난 병아리에게 아주 심한 근시나 원시 안경을 씌워 키웠더니 굴절이상이 생겼다는 보고도 있지만, 이것은 동물실험이고, 출생 직후이고, 아주 많이 다른 안경

을 씌운 경우일 뿐입니다.

🔍 안경은 가장 안전하고 바람직한 교정방법

안경은 인간의 가장 위대한 발명품 중 하나입니다

전 근시인데, 만일 안경이 없다고 생각하면 정말 재앙입니다. 안경이 있는 지금 이 세상에 살고 있는 것이 참으로 감사합니다.

아무리 어려도 필요하다면 안경을 써야 합니다

아무리 나이가 어려도 굴절이상이 심하면 시력 발달을 위해 안경을 써야 합니다. 예를 들어 돌이 된 아이에서 마이너스 10디옵터 근시가 발견되었다면 당연히 즉시 안경을 씌워야 합니다. 안경을 써서 망막에 깨끗한 상이 맺혀 적절한 시각자극이 주어져야 시력이 발달될 수 있기 때문입니다. 모유가 아기에게 필요한 영양분을 주듯이 적절한 시각적 자극이 있어야 시력이 발달될 수 있습니다.

안경을 써야 하는 아이가 불쌍한가요?

부모님이나 할머님께서 "이렇게 어린 아이가 안경을 써야 합니까?" 하고 물으시곤 합니다. 답은 "네, 그렇습니다"입니다. 그렇게 어린 아이에게 안경을 처방할 정도면 굴절이상(근시·원시·난시 등)이 심하기 때문입니다. 안경이 없으면 시력 발달이 힘들거나, 그 밖의 다른 이유로 안경을 쓰는 게 도움이 된다고 판단할 때 안경을 처방합니다. "이렇게 어린 아이가 안경을 쓰다니 불쌍하기도 하지" 하시는데… 정말 불쌍한 아이는 따로 있습니다. 시력 발달에 꼭 필요한 시기에 안경을 안 써 약시가 된 경우입니다. 제때 안경 써서 잘 보게 된 아이와 그렇지 못한 아이 중 누가 더 불쌍한가요?

🔍 아이가 안경을 써야 하는 이유

잘 보기 위해 씁니다

대부분의 심하지 않은 근시는 초등학교 들어갈 무렵 칠판을 봐야 한다든지 등의 이유로 필요할 때 안경을 처방합니다. 꼭 안경을 써야 하냐고 많이 물으시는데, 아이가 잘 봐야 제대로 배울 수 있지 않을까요?

시력 발달을 위해서 사용합니다

어린이 시력은 완성된 것이 아니고 발달하는 상태에 있습니다. 시력이 제대로 발달하려면 적절한 시각 자극이 주어져야 합니다. 굴절이상이 심하면 망막에 깨끗한 상이 맺히지 않아 시력 발달에 필요한 적절한 시자극을 받지 못합니다. 몸이 자라는 데 적절한 영양 공급이 필요한 것과 마찬가지입니다. 굴절이상이 심한데 안경을 안 쓰고 있으면, 성장 시기에 굶는 것과 같습니다.

약시를 예방하고 치료하기 위하여 씁니다

두 눈의 굴절이상이 많이 다른데(굴절부등) 안경을 안 쓰면 한 눈이 약시가 될 수 있습니다. 한 눈에 이상이 있는 경우 잘 보이는 눈으로만 보고 잘 안 보이는 눈은 사용하지 않게 되어 시력이 발달하지 못하고 약시가 됩니다. 약시가 늦게 발견되면 아무리 안경을 써도 잘 보이지 않습니다. 정말 딱한 경우는 약시 환자가 넘어져서 눈을 다쳤는데 하필이면 좋은 눈을 다쳐 졸지에 두 눈 모두 못 보게 된 때입니다. 우리가 두 눈 모두 잘 보이는 상태를 유지하는 것은 마치 자동차에 여분의 타이어를 가지고 다니는 것과도 같습니다. 아무리 비싼 차라도 바꿔 낄 타이어가 없으면 갈 수 없지요. 아무리 똑똑하고 능력이 있어도 두 눈 모두 안 보이면 능력을 발휘하기 힘듭니다. 부모로서 아이에게 잘 보이는 두 눈을 만들어주는 것은 무엇보다 중요한 일입니다. 두 눈 모두 못 보면 우리 몸 전체의 장해율이 무려 97%입니다. 이것은 97%의 기능은 없어지고 단지 3%의 기능만이 남았다는 뜻입니다. 두 팔 두 다리가 모두 없어도 97%의 장해까지는 되지 않습니다. 눈은 그 정도로 우리 몸에서 중요합니다.

한 눈이 약시가 되면 나중에 사시가 생깁니다

두 눈 시력 차이가 심하면 이차적으로 사시가 생깁니다(제8장 사시 참조). 제 친구가 우연히 아이를 데려와 굴절검사를 하였는데, 한 눈에 심한 근시가 있어 안경이 필요하다고 설명해주고 안경 처방을 하였습니다. 그런데 정상인 다른 눈으로 잘 보니까 안경을 그냥 씌우지 않고 두었습니다. 할머니가 불쌍하다고 안경을 씌우지 말라고 했답니다. 결국 심한 근시인 눈이 시력이 0.1도 나오지 않는 심한 약시가 되었고, 결국 그 눈이 외사시가 되어서 사시 수술까지 하였습니다.

사시를 치료하기 위하여 안경을 씁니다

원시와 관련된 내사시는 안경만 써도 정위가 되기도 합니다. 원시 안경을 쓴 상태에서 내사시가 없어지고 정위가 된다면 수술하지 않고 안경으로 교정합니다. 외사시는 근시를 교정하지 않고 그대로 두면 사시각이 커지거나 사시가 심해질 수 있습니다. 종종 굴절검사를 하여 근시를 모두 교정하는 안경 처방을 하면 외사시가 외사위나 정위로 되기도 합니다. 그러므로 사시 교정은 굴절이상이 심하면 안경을 써서 망막에 깨끗한 영상이 맺히도록 도와주는 것부터 시작해야 합니다.

🔍 아이에게 좋은 안경 렌즈

좋은 안경 렌즈의 조건

가볍고, 얇으며, 쉽게 깨지거나 긁히지 않고, 자유롭게 색을 넣을 수 있고, 연마하기 쉬운 렌즈가 가장 이상적입니다. 유리는 무거워서 아이들

코에서 흘러내리기 쉽고, 깨질 위험이 있습니다. 플라스틱이나 탄소 재질의 렌즈는 가볍고 안전한 장점이 있으나 긁히기 쉬운 단점이 있습니다. 안경 관리를 잘하면 긁힘을 최소화할 수 있습니다.

플라스틱 렌즈

플라스틱 렌즈는 가볍고 깨지지 않는 장점이 있습니다. 표면 강화처리와 반사방지 코팅 및 고굴절률 소재를 사용하여 안경 렌즈의 주된 소재입니다. 강화렌즈는 유리보다 30~40% 정도 가볍고, 유리 소재보다 23배의 강도를 가져 쉽게 깨지지 않고, 염색과 탈색이 자유로우며, 파장 350nm 이하의 자외선은 거의 차단시키고, 열전도율이 유리 렌즈보다 높기 때문에 김 서림 제거 시간이 빠릅니다. 플라스틱 렌즈는 광학유리보다 흠이 나기 쉬운 단점이 있으나 표면강화처리로 개선할 수 있습니다(하드코팅). 렌즈 두께가 유리보다 두껍고 왜곡이 일어나기 쉬우므로 테에 끼울 때 주의가 필요합니다.

코팅렌즈

일반 렌즈에 코팅 즉 표면처리를 한 것으로 빛의 간섭 성질을 이용하여 반사광선 억제막을 만들어주는 효과가 있습니다. 반사억제 코팅렌즈는 보다 맑고 밝게 보이는 장점이 있어 모든 종류의 렌즈에 코팅을 하는 것이 일반화되어 있습니다.

고굴절렌즈

굴절이상이 심하면 렌즈가 두꺼워 무거워집니다. 일반 렌즈 대신 굴절률이 큰 고굴절렌즈는 심한 굴절이상에서 도움이 됩니다. 장점은 두께가 얇은 만큼 보기 좋고, 안경이 가벼워지고, 렌즈 주변부의 반사가 줄어든다는 것입니다. 단점으로는 플린트 글래스 (flint glass)를 사용했기 때문에 주변부의 두꺼운 부분에서 눈에 띌 정도의 색수차가 나타난다는 것입니다.

눈에 좋은 색깔의 안경 렌즈가 있나요?

일단 과학적으로 입증된 눈에 좋은 색의 렌즈는 없습니다. 햇빛에서는 눈이 덜 부시고 자외선을 차단하는 선글라스를 쓰는 게 낫습니다.

보호안경으로 폴리카보네이트 렌즈가 있습니다

폴리카보네이트는 깨지지 않아서 눈을 보호하기 좋습니다. 한 눈 시력만 남은 경우 좋은 눈에 폴리카보네이트 렌즈로 좋은 눈을 보호할 수 있습니다. 폴리카보네이트 렌즈에 도수를 넣을 수도 있습니다. 그럴 필요까지 있겠냐구요? 좋은 눈에 캔 뚜껑이 튀면서 졸지에 좋은 눈까지 못 보게 된 경우도 봤습니다. 하늘은 스스로 돕는 자를 돕습니다. 한 눈만 보이는 아이는 어려서부터 항상 보호안경을 쓰도록 습관을 들이는 것이 안전합니다. 특히 위험한 활동, 예를 들면 공을 가지고 하는 운동(농구, 배구, 스쿼시, 하키, 골프 등)이나 화학 약품을 다루는 실험을 할 때는 반드시 보호안경을 써야 합니다.

🔍 선글라스

선글라스는 햇빛으로 인한 눈부심을 줄이고, 자외선을 막아주는 역할을 합니다. 선글라스는 자외선을 최소한 90% 이상 흡수하는 것이 바람직합니다. 동양인은 홍채와 망막색소상피 색이 진하여 백인보다 햇빛에 강하기는 하지만, 그래도 선글라스를 안 쓰는 것보다는 쓰는 것이 낫습니다. 특히 동공이 크거나 백색증이 있으면 자외선이 차단되는 렌즈를 사용하는 것이 꼭 필요합니다. 자외선은 눈에서 자외선 각막염, 백내장을 일으킵니다. 논란이 있지만, 연령관련황반변성과 관련이 있다는 보고도 많습니다. 백내장은 뿌옇게 된 수정체를 인공수정체로 바꿔 끼면 되지만, 연령관련황반변성은 치료가 어렵습니다.

선글라스를 고를 때는

선글라스 색이 너무 진하면 동공이 커져 자외선이 더 들어올 수 있으므로 너무 진하지 않는 게 낫습니다. 안경으로 덮이는 부분 외 부분으로 자외선이 눈에 들어오므로 가능하면 넓게 덮거나 수영할 때 쓰는 고글처럼 막힌 것도 좋겠습니다.

🔍 광변색 렌즈

실내에서는 투명한 일반 안경이었다가 야외 나가면 색이 진하게 바뀌는 광변색(photochromatic) 렌즈도 있습니다. 그런데 바뀌는 데 시간이 좀 걸립니다.

🔍 블루필터 렌즈

청색광은 380~500nm의 파장을 가진 가시광선입니다. 햇빛에도 청색광이 있지만, 텔레비전, 컴퓨터, 태블릿, 핸드폰 등의 전자기기에서 나오는 청색광도 있습니다. 블루필터 렌즈(Blue-light blocking glasses)는 컴퓨터, 핸드폰, 태블릿 등의 청색광을 막는 렌즈입니다. 청색광은 한때는 눈건조증, 눈 피로, 수면주기를 교란시키고 심지어는 황반변성과도 관련이 있을 수 있다는 과도한 불안이 있었으나 현재는 수면을 방해할 수 있다는 점만 인정됩니다. 수면 1~2시간 전에는 전자기기를 쓰지 않거나, 전자기기를 야간형(night mode)으로 쓰거나 청색광을 걸러내는 블루필터 렌즈 안경을 쓰는 게 좋겠습니다. 컴퓨터 등 전자기기 사용 관련 주의사항은 제1장을 보세요.

🔍 아이에게 좋은 안경테

굳이 비싼 테로 할 필요는 없습니다
안경테는 안경 처방대로 정확한 도수가 나오도록 광학적 조건을 충족

시키고, 안전하게 고정시킬 수 있고, 신체에 해가 없으며, 가볍고 변형이 없고, 쓰고 벗는 데 용이하며, 외관이 아름다우면 이상적일 것입니다. 굳이 비싼 안경테를 고를 필요는 없습니다. 아이들은 빨리 자라므로 안경도 자주 바뀌게 될 가능성이 큰 만큼 부담이 없는 게 좋겠지요.

얼굴 크기에 맞아야 합니다

안경테는 아이의 얼굴에 맞는 크기로 편하고 안전해야 합니다. 안경알 중심에 아이의 눈의 애기동자가 위치해야 맞는 안경테입니다. 얼굴이 작을 때는 작은 안경테가 있는 안경점을 찾아서 안경을 맞추셔야 합니다. 안경테가 얼굴에 비해 너무 크면 눈의 중심이 안경알의 코쪽으로 위치하게 됩니다. 보통 안경알의 중앙이 가장 정확한 도수이고 가장자리로 갈수록 영상의 정확도가 달라집니다. 굴절이상이 심하지 않다면 안경알의 중앙부와 주변부가 별 차이가 없으나 굴절이상이 심하면 차이가 제법 날 수 있습니다. 따라서 아이용 안경테가 많은 안경점을 가셔야 합니다. 아주 어리거나 얼굴이 작은 어린이를 위한 특수한 안경테도 있습니다.

굴절이상이 심한 아이의 경우

굴절이상이 심하면 안경알이 두꺼워지므로 가벼운 안경테를 써야 안경 무게를 줄일 수 있습니다. 티탄 소재나 하이니켈같이 가벼운 신소재를 고르는 것이 좋습니다.

피부 알레르기가 생길 수 있습니다

안경테와 피부가 접촉하는 지점에서 피부 알레르기가 일어날 수 있습니다. 피부 알레르기가 생긴 경우에는 안경점에 이야기하셔서 피부와 안경의 접촉면을 가능하면 줄일 수 있도록 안경테의 종류를 바꿔볼 수 있습니다.

파손 안되는 안경테도 있습니다

아이들 중에 안경테를 던지거나 파손시켜 안경을 무수히 사야 한다면 절대 파손 안되는 안경테가 있습니다. 인터넷으로 직구할 수 있습니다. 이탈리아의 미라플렉스(http://www.miraflexglasses.com)라는 회사에서 만든 것도 있고, 그 외 unbreakable eye glasses로 검색하면 많이 나오고, 가격도 10달러 미만인 경우도 많습니다. 그런 안경테는 구부려도 부러지지 않고, 파손되기 힘듭니다.

🔍 아이들의 안경 관리는 이렇게

사용법과 보관법을 가르쳐주세요

우선 두 손으로 안경을 벗도록 해 피부에 상처가 나지 않도록 합니다. 또 안경집에 넣는 법과 안경알을 바닥에 닿지 않게 두도록 가르칩니다. 안경알을 닦을 때는 비누 거품을 내어 닦고 물로 헹굽니다. 안경 닦는 부드러운 천을 마른 상태로 닦는 것보다 물에 적셔 닦으면 흠이 덜 생깁니다. 휴지, 화장지, 옷으로 닦으면 안 됩니다. 안경이 잘 맞지 않거나 비뚤어지면 바로 아이와 함께 안경점으로 가십시오. 잃어버린 나사 대신 철사로 하거나 부러진 안경테를 테이프나 본드로 붙이는 것 등은 위험할 수 있는데, 특히 운동할 경우에 위험합니다.

🔍 아이가 안경을 쓰기 싫어한다면

안과 의사를 다시 만나 방법을 의논하셔야 합니다

아이를 탓하기 전에 아이가 왜 안경을 써야 하는지, 안경을 안 쓰면 어떻게 되는지에 대해 부모가 우선 확실히 이해하셔야 합니다. 부모가 먼

안경 보조장치

우리나라 아이들은 워낙 코가 낮아서 안경이 아래로 내려가 있는 경우가 많습니다. 이때는 안경테 코걸이나 귀걸이 또는 다른 보조장치로 안경을 제대로 쓰게 해야 됩니다. 안경이 무거워서 자꾸 내려오면 투명한 낚시줄이나 예쁜 색의 털실을 안경의 코 연결부분에 묶은 다음 머리에 핀으로 고정하거나 머리를 묶은 고무줄과 연결할 수도 있습니다.

안경 렌즈를 흠 없이 오래 쓰려면

• 안경 렌즈를 바닥에 놓을 때 렌즈가 바닥에 닿지 않게 합니다.
• 안경을 닦을 때는 비누 거품을 충분히 내어 렌즈의 안팎을 닦고 흐르는 물로 헹굽니다. 그것이 어려우면 안경 닦는 천을 물에 적셔서 닦아줍니다.
• 휴지나 옷으로 닦지 않습니다.

저 안경을 쓴 아이 모습에 대해 긍정적으로 생각할 필요가 있습니다. 아이가 계속 안 쓰려고 하면 아이와 이야기를 해보고, 안경테를 직접 고르게 하고, 그래도 정 안 되면 콘택트렌즈를 사용하는 것도 조심스럽게 생각해볼 수 있습니다. 계속 아이가 안경을 안 쓰려고 하면 다시 안과에 가서서 상의해야 합니다.

만약 아이가 원시와 관련된 내사시가 있다면

원시 안경을 쓰면 굴절조절내사시가 줄거나 없어지지만 보이는 것은 덜 보여 아이가 안경을 안 쓰려고 할 수도 있습니다. 이때는 눈에 점안약을 넣어 안경에 적응하도록 도와줄 수도 있습니다.

안경을 던져서 쓸 수 없는 경우

안경이 꼭 필요한데 아이가 안경을 안 쓰려고 하는 경우에는 머리를 십자 모양으로 감싸도록 하거나, 정 안 되면 팔을 구부리지 못하게 팔 끼우개를 사용할 수도 있습니다.

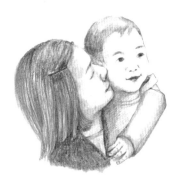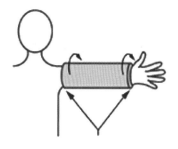

그림 9. **팔 끼우개**

🔍 안경을 쓰기 시작하는 아이의 부모님께

근시는 나중에 시작합니다

안구가 어느 정도 자라면서 초점이 망막 앞쪽에 맺히게 되므로 많은 경우 초등학교를 다니게 될 무렵부터 근시가 생깁니다. "유치원 때 정상이었는데 왜 지금은 근시냐?" "작년 검사에는 근시가 없었는데 왜 이번에 근시가 있다고 하냐?"고 하시는데, 그것은 아이에게 근시가 없다가 학동기 무렵부터 생기기 때문입니다. 몸이 자라면서 안구 크기도 함께 자라는데, 안구가 커질수록 상은 점점 더 망막 앞쪽으로 맺히게 되어 안경 도수가 높아지게 됩니다.

아이를 탓하지 말아주세요

제가 어려서 안경이 안 보이게 되어 바꿀 때마다 어머니께서 걱정과 안타까움으로 "왜 저것이 안 보이니?" 하시던 말씀을 잊을 수가 없습니다. 저는 "나는 왜 이렇게 자꾸 못 보는 것일까?" "왜 나는 엄마를 걱정시키는 것일까?" 하는 죄책감과 함께 이러다가 내 눈이 안 보이게 되는 것은 아닐까 불안했습니다. 자녀가 안경을 바꿀 때 도움 되는 말씀은 "이제 잘 보이니? 뒤에 앉거나 날씨가 흐려도 잘 보이니? 안 보이면 얘기해라" 하시면 충분합니다. 근시인 아이가 시간이 흐르면서 안경을 바꾸는 것은 발이 계속 커져 신발을 바꾸는 것과 같습니다. 눈알이 길어져서 조금씩 더 두꺼운 오목렌즈를 앞에 대야 하는 것이므로 안경을 바꾸는 것은 신발을 바꿔주시는 것과 마찬가지입니다. 신발을 바꿀 때마다 아이에게 발이 커져서 큰일이라고 걱정하면서 바꿔주지는 않을 겁니다. 어차피 겪어야 할 일을 가능한 즐겁고 긍정적으로 하면 어떨까요? 또 안경만 쓰면 잘 볼 수 있다면, 좋은 시절에 태어난 행운을 얻었다고 생각할 수도 있습니다. 많은 사람들이 불치병으로 인해 안 보이는 눈으로 어두운 세상을 살아가고 있습니다. 우리 아이들이 자신의 부족함을 사랑하고 타인의 부족함을 공감하며 채워줄 수 있는 어른으로 성장한다면 보다 살기 좋은 사회가 되지 않을까요?

저는 제 근시가 정말 다행스럽고 감사합니다

안경을 써야 되는 것은 분명히 장애이나 다행히 이는 극복될 수 있는 작은 장애입니다. 저는 안과 의사로서 근시 때문에 오랫동안 콘택트렌즈를 끼었고, 현재는 안경을 씁니다. 이러한 사실이 안과 의사를 하는 데 큰 도움을 주고 있다면 놀라시겠습니까? 근시인 저는 안경을 벗었을 때 먼 곳이 잘 안 보여, 잘 볼 수 없는 환자 마음을 이해할 수 있습니다. 뿐만 아니라 안경과 콘택트렌즈를 직접 써봐서 각각의 장단점에 대해서도 잘 알고 있습니다. 전 진정으로 좋은 안과 의사는 안 보이는 것이 어떠한 것인지 알 수 있어야 한다고 생각합니다. 그뿐이 아닙니다. 누구나 노시안이 생깁니다. 정시는 젊어서는 맨눈으로 잘 보지만 나이 들면 노시안이 생겨 결국 근거리 안경이 필요합니다. 즉 누구라도 생애 언젠가는 안경이 필요하게 됩니다. 참 감사한 일은 제 근시 정도는 안경을 벗으면 가까운 물체를 평생 돋보기 없이 잘 볼 수 있다는 것입니다. 저는 문자 중독증으로 어딜 가나 읽을 것이 없으면 불편하여, 제 근시가 감사합니다.

🔍 프리즘렌즈

작은 각의 사시가 있다면 프리즘안경을 쓸 수 있습니다. 프리즘안경이란 일반적인 안경알에 프리즘을 넣은 것으로서, 일반 안경알처럼 보이나 한쪽이 더 두껍습니다. 프리즘안경은 도수가 높을수록 두꺼워져서 무겁고, 어느 도수 이상을 넣을 수가 없습니다. 이는 안경점에서 직접 만드는 것이 아니고 공장에 주문해서 만들므로 안경 제작에 일주일 정도 걸립니다.

프리즘렌즈의 장점

프리즘안경을 쓰면 사시로 인한 복시가 줄거나 하나로 볼 수 있습니다. 프레넬 프리즘렌즈같이 줄이 보이지 않고, 시간이 오래 지나도 렌즈의 색이 바뀌지 않고, 프레넬 프리즘렌즈같이 분실될 위험이 적습니다.

프리즘렌즈의 단점

사시각이 커서 도수가 높은 경우에는 안경으로 제작하기 불가능하고, 주문을 해야 하기 때문에 만드는 데 시간이 걸립니다. 안경이 무겁고 두꺼우며, 사시 상태가 변하면 안경을 다시 맞춰야 하는 번거로움이 있습니다.

🔍 프레넬 프리즘렌즈

사시가 있는 경우 프리즘렌즈로 된 안경을 쓰거나, 안경에 프레넬 프리즘을 붙일 수 있습니다. 프레넬 프리즘은 프랑스의 물리학자 프레넬(Augustin-Jean Fresnel)이 고안한 렌즈로서, 작은 삼각형 모양의 프리즘을 렌즈 직경의 크기만큼 연결하여 배열한 것입니다. 이와 같은 원리를 이용하여 유연성이 있는 플라스틱으로 여러 종류의 프리즘 굴절력을 가진 수지판을 만든 것이 '프레넬 프리즘'입니다. 이 막을 안경알 모양과 같게 가위로 잘라 안경알 뒷면에 붙입니다.

프레넬 프리즘렌즈의 장점

• 프리즘렌즈보다 높은 도수도 교정이 가능합니다. 사시각이 너무 크면 프리즘안경으로 모두 교정할 수 없습니다. 너무 두꺼워서 쓸 수 없기 때문입니다. 프레넬 프리즘렌즈는 40프리즘디옵터까지도 교정할 수 있습니다. 그래서 사시각이 크면 안경알로 만들지 못하고 프레넬 프리즘렌즈를 안경알에 붙입니다.

- 사시각은 변하기도 하는데, 특히 어른에서 후천적으로 생긴 사시는 사시각이 시간에 따라 달라질 수 있습니다. 프레넬 프리즘렌즈는 언제든지 사시 상태가 변하면 떼고 다른 도수를 붙이기에 편리합니다.
- 프리즘안경을 쓰다가 사시각이 달라지면 더 이상 그 프리즘안경이 맞지 않을 수 있으므로 임시로 프레넬 프리즘렌즈를 붙일 수 있습니다. 몇 달간 프레넬 프리즘렌즈를 붙이고 더 이상 물체가 두 개로 보이지 않으면 그때 그 도수의 프리즘안경을 처방해도 됩니다.
- 프리즘렌즈같이 안경이 무거워지지 않습니다. 프리즘을 넣으면 안경이 두꺼워질 수밖에 없습니다. 안경이 너무 두꺼운 것이 싫다면 프레넬 프리즘렌즈를 붙일 수도 있습니다. 바로 그 자리에서 안경에 붙일 수 있어 시간이 절약된다는 것도 장점입니다.

프레넬 프리즘렌즈의 단점

막에 줄이 있어서 자세히 보면 눈에 띄고, 시간이 오래 지나면 막의 줄 사이에 때가 끼고 색이 노르스름해지며, 떨어질 수 있습니다. 프리즘렌즈나 프레넬 프리즘렌즈 모두 그냥 안경으로 보는 것보다는 약간 덜 선명하게 보입니다.

🔍 이중초점안경

이중초점안경은 렌즈의 위 부분과 아래 부분의 도수가 달라서 가로로 선이 보이는 안경입니다. 이런 안경은 노시안에서도 쓰지만, 어린이에서는 안경을 쓰는 목적이 다릅니다. 눈이 안으로 몰리는 내사시 중에서 AC/A비가 높은 내사시(고AC/A비내사시)에서 이중초점안경을 쓸 수 있습니다(제8장 사시 참조). 고AC/A비내사시는 멀리 볼 때는 정위나 내사위인데, 가까이 볼 때는 내사시가 심해집니다. 우리가 가까운 것을 볼 때는 조절을 합니다. 쉽게 이야

AC/A비란?

두 눈의 눈모음과 조절은 서로 연동되어 한 눈의 조절(accommodation)이 바뀌면 눈모음(convergence) 정도도 변하게 되는데, 이 과정을 조절눈모음(accommodative convergence)이라고 합니다. 그 정도는 조절에 의해서 발생된 눈모음 변화량(AC)을 조절변화량(A)으로 나누어 구할 수 있는 AC/A비로 지수화할 수 있습니다. 이 지수는 안과에서 사시 판단의 기준이나 처방 등에 주로 사용됩니다. 고AC/A비내사시란 AC/A비가 높은 내사시를 말합니다.

기하면 자동카메라를 가까운 물체에 대면 카메라가 "지익" 하는 소리가 나면서 초점을 맞춥니다. 우리 눈도 카메라와 마찬가지로 가까운 물체를 볼 때 조절을 하는데, 조절작용을 하면 눈모음이 같이 일어납니다. 즉 가까운 것을 잘 보려면 조절을 하면서 동시에 눈이 모입니다. 그런데 정상보다 조절에 따른 눈모음이 큰 경우가 있습니다. 이때는 조절을 하면 눈이 심하게 몰리는 내사시가 됩니다. 즉 조절이 일어나는 순간(가까운 물체를 보면) 내사시가 심해지는데, 이를 고AC/A비내사시라고 합니다. 이때 아래쪽에 위쪽보다 원시 도수를 높게 넣어 가까이 볼 때 아래쪽의 높은 도수의 볼록렌즈를 써서 조절하지 않도록 해줍니다. 조절을 덜하면 눈모음이 덜해지므로 가까운 걸 봐도 내사시가 되지 않습니다. 주의할 것은 이 경우 위와 아래를 나누는 가로선이 애기동자의 가운데를 지나야 한다는 것입니다. 그래야 가까운 물체를 볼 때 아래 부분으로 보고 눈이 몰리지 않게 됩니다.

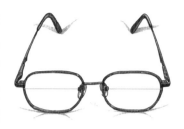

그림 10. **이중초점안경**
가로로 선이 있고 애기동자가
이 선을 가로질러야 효과적이다.

이중초점안경의 문제점은 우리 어린이가 코가 낮아 가로선이 애기동자를 가로지르기 매우 어려워 턱을 상당히 들지 않으면 실제로는 아래 부분을 쓰지 않는 경우가 많고, 렌즈에 가로선이 있어 미용적으로 좋지 않다는 점입니다.

콘택트렌즈

콘택트렌즈는 안경에 필요한 렌즈 도수를 조그마한 렌즈에 넣은 것입니다. 콘택트렌즈는 반드시 의사의 처방에 따라 사용하시고, 사용 및 관리에 주의를 기울여야 합니다. 자칫 관리를 소홀히 하면 각막염이나 각막궤양으로 시력을 잃을 수 있습니다. 특히 어린이는 렌즈를 관리하기가 쉽지 않으니 조심하셔야 합니다.

🔍 콘택트렌즈의 장점과 단점

콘택트렌즈의 장점

미용적으로 우수하고, 거추장스럽지 않고, 물체가 휘어 보이는 것이 적습니다. 굴절이상이 너무 심한 경우 콘택트렌즈를 끼고 그 위에 안경을 쓰면 안경알 두께를 줄일 수 있습니다. 두 눈의 굴절이상 차이가 큰 경우 안경을 쓰면 두 눈으로 보이는 상의 크기가 달라 두 눈을 같이 쓰기 힘듭니다. 이때 콘택트렌즈를 쓰면 두 눈으로 보이는 상 크기 차이가 줄어듭니다.

콘택트렌즈의 단점

단점은 각막을 덮기 때문에 각막이 헐 수 있고, 염증이 생길 수 있습니다. 각막에 염증이 생기면(각막염) 각막이 하얗게 변하여 시력이 떨어집니다. 눈물이 적으면(건성안 등) 눈에 뭐가 든 것 같고(이물감), 눈을 깜빡일 때 각막 표면에 흠집이 날 수 있습니다. 또 콘택트렌즈는 난시 교정에 한계가 있어 난시가 심하면 안경을 쓰는 것이 더 잘 보입니다.

콘택트렌즈는 다음과 같은 경우에 좋습니다!
- 안경으로 교정이 안 되는 불규칙한 난시가 있는 경우
- 두 눈의 안경 도수 차이가 심한 경우
- 각막 상처를 치료하기 위한 경우(치료용 렌즈를 착용)
- 미용상 안경을 쓰고 싶지 않은 경우

콘택트렌즈의 종류

콘택트렌즈에는 소프트렌즈, 가스투과성 하드렌즈(RGP lens), 공막렌즈, 미용 컬러 소프트렌즈, 미용 홍채 소프트렌즈 등이 있습니다.

가스투과성 하드렌즈

가스투과성 하드렌즈는 **RGP콘택트렌즈**라고도 합니다. RGP렌즈란 "가스(Gas) 즉 산소를 투과시킬 수 있는(Permeable) 하드(Rigid) 콘택트렌즈"를 말합니다. 산소투과성이 좋은 재질로 만들어져 산소투과성이 좋으면서도 크기가 소프트콘택트렌즈보다 작아서 각막 중앙부만을 덮으므로 각막 전체를 덮는 소프트콘택트렌즈보다 훨씬 충혈이 덜하고, 눈에 미치는 영향도 덜합니다. 소프트콘택트렌즈보다 난시교정 효과가 좋고, 재질도 아주 딱딱하지 않으며, 익숙해지면 이물감이 적어지고 편안해집니다. 소프트렌즈보다 수명이 길며, 찢어지거나 휘어지지 않고, 단백질 및 기타 화학용제나 균이 잘 침투하지 못하여 소프트렌즈보다 더 안전합니다. 단점으로는 소프트콘택트렌즈보다 단단하므로 이물감이 심해 적응기간이 필요하고, 렌즈를 넣고 빼는 데 숙련기간이 필요하며, 먼지바람이 불 때 불편합니다. 그러나 일단 적응되고 나면 눈에 더 좋으므로 처음부터 RGP렌즈를 하거나 아니면 소프트콘택트렌즈에 문제가 생기면 RGP렌즈로 바꾸는 것을 고려해봐야 합니다.

소프트렌즈

재질, 두께, 산소투과율에 따라 매일착용렌즈, 연속착용렌즈, 일회용렌즈로 구별됩니다.

🔍 콘택트렌즈 착용을 고려할 때 주의할 점

콘택트렌즈는 안경보다는 안전하지 못하며 염증이나 각막 표면 흠집 등 문제가 생길 수 있습니다. 꼭 콘택트렌즈를 하고자 한다면 소프트콘택트렌즈보다는 RGP렌즈가 장기적으로 좋습니다.

🔍 콘택트렌즈의 처방 및 착용

사람마다 눈의 구조와 생리적 특성이 다르므로 어떤 콘택트렌즈가 좋다고 일률적으로 말할 수 없습니다. 콘택트렌즈 착용을 원할 때는 반드시 안과에서 정밀검사를 받은 후 콘택트렌즈를 선택하셔야 합니다. 우리 눈은 평상시 공기와 눈물로부터 산소와 영양분을 공급받고 있으나 콘택트렌즈 착용은 이러한 기능에 지장을 줄 수 있습니다. 따라서 눈의 크기, 눈물의 양, 각막의 건강상태, 각막 만곡도 등에 대해 정밀검사를 받은 후 착용해야 합니다. 전문적인 지식이 없는 비전문가의 처방으로 콘택트렌즈를 착용하여 여러 가지 부작용이 생긴 사례가 적지 않으며, 심한 경우에는 시력을 잃을 수 있습니다.

🔍 콘택트렌즈 사용 시 주의사항

• 안과에서 정밀검사를 받은 후 처방에 따라 착용하셔야 합니다.

콘택트렌즈를 착용할 때 주의할 점

1. 렌즈를 잃어버리지 않도록 깨끗한 천이나 종이 수건 등을 깐 테이블에 상체를 밀착하여 앉습니다.
2. 렌즈가 바뀌는 것을 막기 위해 항상 오른눈 렌즈를 먼저 빼고 렌즈케이스에 넣는 것을 습관화합니다.
3. 손톱을 짧게 깎아 렌즈가 다치지 않도록 합니다.
4. 가능하면 눈 화장은 하지 않습니다. 마스카라의 나일론 섬유는 눈물막을 파괴시켜 각막에 상처를 일으킬 수 있고, 아이라인은 눈꺼풀 안쪽에 염증을 일으킬 수 있으므로 렌즈 착용 중에는 하지 않는 것이 좋습니다.
5. 로션이나 크림 등이 렌즈 표면에 묻으면 눈이 불편하거나 흐릿하게 보일 수 있으므로 손을 깨끗이 씻고 렌즈도 다시 세척하여 착용합니다.
6. 손을 씻을 때에는 향과 크림이 포함되어 있지 않은 비누를 사용합니다.
7. 렌즈를 낀 상태에서는 눈을 비비지 않도록 합니다.
8. 렌즈는 수돗물로 씻지 말고, 수돗물로 씻었다면 반드시 생리식염수로 씻어야 합니다.
9. 눈이 아프거나 충혈이 심하거나 시력이 떨어지면 바로 렌즈를 빼고 안과로 가 적절한 치료를 받아야 합니다.

- 건성안 등 눈물기능 이상이 있다면 조심해서 사용하세요.
- 샴푸나 헤어스프레이, 혹은 모기약 등이 닿지 않도록 하세요.
- 수영할 때는 빼는 것이 좋습니다.
- 콘택트렌즈를 수돗물로 세척하지 마십시오.
- 콘택트렌즈 취급 전 반드시 손을 깨끗이 씻으십시오.
- 생리식염수는 허가된 제품만 사용하십시오.

🔍 콘택트렌즈의 부작용

이물감이 심하거나 눈이 충혈되거나 불편할 수 있으며, 각막에 상처가 나면 아플 수 있습니다. 심한 경우에는 각막염 또는 각막궤양이 생겨 시력이 떨어지기도 합니다. 부작용을 방지하기 위하여 안과 검사를 해야 하며, 착용 후에도 정기검진이 필요합니다.

이럴 때는 즉시 안과로!

다음 증상이 생겼을 때는 즉시 콘택트렌즈를 빼고 안과 전문의의 진찰을 받아야 합니다.

- 눈이 심하게 충혈된 경우
- 눈이 아픈 경우
- 잘 안 보이는 경우
- 검은동자에 혼탁이 생긴 경우

외국에서는 콘택트렌즈 문제가 생길 수 있습니다

외국으로 캠프나 여행 갔다가 콘택트렌즈 문제가 생겼는데 바로 안과 진료를 받지 못해 시력이 떨어진 경우가 있습니다. 아이들은 문제가 생겨도 바로 보고하지 않을 수 있고, 외국에서는 우리나라처럼 편하게 금방 진료를 받지 못할 수 있다는 점을 고려하셔서 안경을 씌워 보내는 것이 안전합니다.

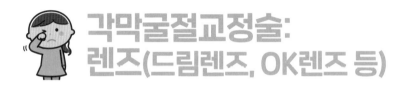

각막굴절교정술:
렌즈(드림렌즈, OK렌즈 등)

근시란 대부분 눈알이 길어 각막부터 망막까지의 거리가 정상보다 긴 상태입니다. 즉 눈알이 앞뒤로 길어 상이 망막까지 못 오고 망막 앞에서 맺히게 됩니다. 눈의 가장 앞쪽인 각막을 눌러주면 전체 길이가 짧아집니다.

OK렌즈, 드림렌즈 등의 특수 콘택트렌즈를 이용한 각막굴절교정술은 눈의 가장 앞쪽에 위치한 각막을 눌러주어 각막부터 망막까지의 거리를 줄여주어 상을 망막에 맺히게끔 도와주는 것입니다. 누르는 효과에는 한계가 있기 때문에 근시가 심하면 이 렌즈로 눌러서 다음 날 좋은 시력을 얻기 어렵고, 어느 일정 부분만 눌러줄 수 없어 난시가 심하면 이 방법으로는 어렵습니다.

특수 콘택트렌즈를 이용한 각막굴절교정술

콘택트렌즈를 끼던 경우 착용을 중지한 이후 쓸 수 있습니다
이전에 콘택트렌즈를 끼던 경우 소프트렌즈는 1주, 하드렌즈는 3주 정도 중지하고 검사를 받게 됩니다.

드림렌즈는 −7디옵터 이하 근시, −2디옵터 이하 난시에서 가능합니다
각막을 눌러서 망막에 초점을 제대로 맺게 해주는데, 그 누르는 게 한계가 있어 심한 근시는 교정이 어렵습니다.

안경을 쓰기 힘든 상황에서 도움이 됩니다
다음 날 안경을 쓰면 안되는 상황(예, 결혼, 스키 등)에서 도움이 될 수 있습니다. 문제점은 콘택트렌즈의 부작용을 참고해주십시오.

누른 효과가 없어지면 잘 안 보입니다

근시와 난시가 심하지 않은 경우 밤에 끼고 자면 다음 날 각막이 눌린 상태로 유지되는 동안 어느 정도 보입니다. 각막을 누르는 효과는 시간이 지나면 줄어들기 때문에 저녁이 되면 시력이 떨어집니다. 8시간 정도 착용해야 누른 효과가 오래 지속되므로 8시간 정도의 수면 시간이 필요합니다.

똑바로 누워 자는 것이 좋습니다

각막의 정중앙을 눌러야 시력이 잘 나오므로 옆으로 눕거나 엎드려 자는 것보다 똑바로 누워 자야 효과가 좋습니다.

어느 정도 이상 착용해야 효과가 있습니다

하루 8시간 정도 자면서 착용해야 다음 날 누르는 효과가 유지됩니다. 착용 시간이 짧을수록 효과가 적습니다.

이미 생긴 근시를 없애는 것은 아닙니다

이미 커진 눈알 크기를 다시 작게 할 수는 없습니다. 렌즈를 빼고 시간이 흐르면 각막의 모양은 원래대로 됩니다.

근시 진행을 막는 데 도움이 될 수 있습니다

최근 연구에서 근시 진행을 막는 데 어느 정도 효과가 있다고 보고되었습니다. 그러나 아트로핀과 마찬가지로 근시 진행을 완전히 막을 수는 없습니다. 장기 효과에 대해 아직 잘 모르고, 중단하면 다시 근시가 진행할 수 있습니다

부작용이 있을 수 있습니다

눈에 이물질을 넣으므로 이물감과 통증이 있습니다. 흰자가 충혈되고, 결막염이 있을 수 있습니다. 우리 몸에서 신경이 가장 많이 분포한 각막

을 누르기 때문에 불편한 느낌과 눈부심이 있고 때로는 각막이 헐거나 부종, 염증, 신생혈관 등이 생길 수 있습니다. 가장 중대한 부작용은 각막염으로, 시력이 낳이 떨어시고 회복이 어려울 수도 있습니다.

세척과 소독을 철저히 해야 합니다

일회용 콘택트렌즈가 아니고 2년 정도 쓰므로 세척과 소독을 철저히 해야 합니다. 렌즈를 빼서 세척한 후 렌즈보관통에 깨끗이 보관하였다가 밤에 착용해야 합니다. 세척과 소독을 게을리하면 눈 속에 있는 단백질이나 분비물이 렌즈에 침착되고 세균이 번식하여 눈에 중대한 염증을 일으킬 수 있습니다.

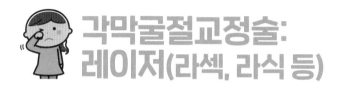# 각막굴절교정술: 레이저(라섹, 라식 등)

레이저를 이용한 각막굴절교정술은 각막에 레이저를 조사해서 각막 모양을 바꾸는 수술입니다. 18세 이상에서, 최근 1년간 굴절이상이 변하지 않은 경우 고려할 수 있습니다. 대부분 10대 후반이 되면 근시 진행이 멈추지만 간혹 근시가 계속 진행하는 경우도 있습니다. 근시가 계속 진행하면 계속 레이저를 할 수는 없으므로 근시 진행이 멈춘 후 합니다.

🔍 라섹과 라식

라섹에 대해 알아볼까요?

라섹(laser assisted sub-epithelial keratomileusis)은 희석된 알코올이나 브러시로 각막상피편을 얇게 만들어 살짝 긁어내어 각막상피를 벗긴 후 각막 실질에 엑시머레이저를 조사해 각막을 깎아 각막 모양을 바꾸는 수술입니다.

라식에 대해 알아볼까요?

라식(laser in-situ keratomileusis)은 라섹과 달리 각막절편이 각막상피와 각막 실질 일부까지 포함하여 상대적으로 두껍습니다.

🔍 라섹과 라식을 비교해볼까요?

• 라식과 라섹은 각막절편을 만드는 과정에서 차이가 있을 뿐이고, 엑

시머레이저를 사용한 각막표면 절삭을 하는 기계와 방식이 같습니다. 즉 각막절편을 들어올린 후 각막 실질에 엑시머레이저를 조사해 각막을 깎아 각막 모양을 바꾼다는 점은 같습니다.

- 최종시력은 라식과 라섹 간 차이가 없습니다.

라식의 장점으로는

- 수술 후 환자의 불편(통증, 눈물 등)이 적고
- 시력 회복이 빠르고
- 각막혼탁이 생길 가능성이 낮습니다.

라식의 단점으로는

- 절편을 만들기 때문에 절삭할 수 있는 정도가 라섹보다 적어 고도근시에서는 어려울 수 있고
- 각막을 깎은 후 남은 기질 두께가 부족하면 각막확장증이 생길 수 있습니다. 각막 두께가 얇거나 각막 절삭량이 크면 매우 드물지만 각막확장증이 생길 수 있습니다.
- 절편과 관련된 다양한 부작용으로 각막절편이 불완전하게 만들어지거나, 각막절편에 구멍이 나거나 절단되거나 주름이 생길 수 있고, 각막절편 아래 상피조직이 자라 들어오거나, 염증, 세균 감염이 생길 수 있습니다.

라섹의 장점으로는

- 라식과 마찬가지로 안구건조증이 심해지는 경우가 흔하나, 라식보다 안구건조증의 회복 속도가 빠르고
- 각막 두께가 얇아 라식 후 부작용(예, 각막확장증)이 우려되는 경우 더 좋고
- 물리적 충격에 라식보다 강하므로, 권투나 격투기 등으로 눈을 다쳐 각막절편이 손상될 가능성이 있는 경우 라식보다 더 안전

원시에서는 근시와 달리 굴절교정수술이 어렵습니다

근시는 볼록한 각막을 깎아서 편평하게 만들어주면 되어 굴절교정수술이 믿을 만하게 잘 되지만 원시는 편평한 각막을 볼록하게 만들어야 하는데, 각막을 볼록하게 만들기가 어렵습니다.

합니다. 라식에서 생길 수 있는 절편과 관련된 다양한 부작용이 없습니다.

라섹의 단점으로는

- 라식보다 더 불편하고(통증, 눈물 등), 약을 넣어야 되는 기간이 약간 더 깁니다.
- 각막상피가 다시 자랄 때까지 3~5일 치료용 콘택트렌즈를 써야 하며
- 라식보다 각막혼탁이 생기는 빈도가 높으나 대부분 저절로 좋아집니다. 심하게 각막혼탁이 생기면 시력이 떨어질 수 있습니다.
- 라식보다 시력 회복 속도가 약간 늦습니다.

🔍 라섹과 라식 모두 문제점이 있습니다

- 야간 빛번짐/눈부심: 야간에 눈이 부시고 빛이 번져 보일 수 있습니다. 특히 동공이 크거나 고도근시에서 더 그럴 수 있습니다. 대부분 시간이 지나면 좋아지나 2%에서는 야간 빛번짐/눈부심이 계속되어 야간 운전이 불편할 수 있습니다.
- 각막절편을 만들면서 각막 표면에 있는 말초신경이 잘려 신경이 재생될 때까지 눈물 양이 감소하여 안구건조증이 더 심해지기도 합니다. 대부분 6개월 정도 지나면 회복되지만 일부에서는 지속됩니다.
- 시간이 지나면서 근시가 재발할 수 있습니다.

🔍 조금씩 다른 방법이 여러 가지 있습니다

레이저를 이용한 각막굴절교정술은 끊임없이 발전합니다. 스마일 (SMILE, small incision lenticule extraction)은 라식/라섹과 달리,

① 각막절편을 만들지 않고, 각막 절개창이 더 작습니다.

② 라식/라섹에 쓰는 엑시머레이저가 아니고 펨토초레이저를 씁니다. 펨토초레이저는 엑시머레이저보다 에너지가 낮아 조직 손상이 적습니다.

③ 각막 상층부 대부분이 보존되므로 각막확장증 같은 심각한 부작용이 생길 가능성이 낮고, 통증이 덜하고, 안구건조증과 같은 부작용이 적습니다. 그러나 부작용이 아예 없는 것은 아니라서 라식/라섹과 마찬가지로 눈건조증, 야간 빛번짐 등이 있을 수 있습니다.

• 앞으로도 굴절교정술은 계속 발전할 것이며 바뀔 겁니다.

제 7 장

약 시

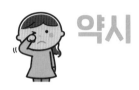

약시

약시는 눈 구조는 정상인데도 시력 발달이 안 되어 안경을 써도 시력이 나오지 않습니다. 3대 원인은 사시, 굴절부등(짝눈), 백내장입니다. 안경이 필요하면 안경을 씌우고, 시력이 좋은 눈을 가려 약시 눈을 쓰게 하여 약시 눈 시력을 올립니다. 약시는 어려서 치료해야 성공률이 높습니다. 시기를 놓치면 치료가 힘들기 때문에 안과 검진을 통한 조기 발견이 중요합니다.

🔍 약시란 무엇인가요?

보통 시력이 낮으면 약시라고 알지만, 이는 '저시력'입니다.
약시의 정의는 눈의 기질적인 이상이 없이 두 눈의 교정시력(안경을 쓴 시력)이 두 줄 이상 차이 나는 것입니다. 단순하게 이야기하면 눈의 구조는 정상인데, 안경을 써도, 한 눈 시력이 다른 눈보다 나쁜 것입니다.
그럼 왜 구조가 정상인데 시력이 나쁠까요?

🔍 약시는 왜 생기나요?

어렸을 때 시력이 제대로 발달하지 못하면 약시가 됩니다
약시의 3대 원인은 **사시, 굴절부등(짝눈), 백내장**입니다.

- 한 눈 굴절이상이 심해(굴절부등, 짝눈) 망막에 깨끗한 상이 맺히지 못했거나
- 사시가 있어 한 눈이 계속 억제되었거나

- 한 눈에 백내장이나 눈꺼풀처짐이 있어 한 눈이 가려진 상태였다면 약시가 됩니다.

즉 약시란 눈 자체는 이상이 없어서 잘 볼 수 있는 눈인데도 어려서 시력이 정상적으로 발달되지 않아 잘 보지 못하게 된 경우입니다. 흔히 눈이 나쁘면(즉 단순한 굴절이상이면) 안경을 쓰면 잘 보게 되지만, 약시인 눈은 안경을 써도 잘 보지 못합니다. 100명 중 2~3명 정도의 빈도로 나타납니다.

🔍 약시가 있는 걸 어떻게 알 수 있나요?

약시는 안과에서 검사해야 진단할 수 있습니다

약시의 원인이 될 만한 이상이 있는지 여러 가지 안과 검사를 합니다. 만약 한 눈에 약시가 있다면 정상인 눈을 가릴 때 아기는 몹시 싫어하고 반항할 것입니다. 백내장이나 선천이상 등의 다른 병이 있는지도 같이 검사합니다.

어린아이는 약시가 있어도 알지 못합니다

한 눈씩 가리고 검사하지 않으면 약시를 알 수 없습니다. 만약 두 눈 모두 시력이 나쁘면 텔레비전을 가까이 가서 보거나 책을 가까이 보려 해서 시력에 문제가 있음을 알 수 있습니다.

부모님도 약시 있는지 알기 어렵습니다

안과에 가지 않고 약시가 있는지 아는 것은 어렵습니다. 4장 눈 검사에 관한 설명을 참조하시되, 안과에서 검사를 받아보시는 것이 가장 안전합니다.

🔍 약시 치료는 어떻게 하나요?

굴절이상이 있으면 안경을 써야 합니다

가장 먼저 근시·원시·난시 등의 굴절이상이 있으면 안경을 써야 합니다. 안경을 써서 망막에 깨끗한 영상이 맺히도록 하여 시력이 발달하는 데 적절한 자극을 주어야 합니다.

좋은 눈을 가려 약시 눈을 쓰게 합니다

약시 눈을 쓰도록 하는 방법은 3가지가 있습니다.

① 좋은 눈을 가립니다. 가리는 방법은 아래에 설명하였습니다.

② 광학처벌: 약시 눈에는 맞는 도수, 좋은 눈에는 맞지 않는 도수의 안경을 씌웁니다. 이 방법은 아이가 쉽게 안경을 벗거나 안경 너머로 볼 수 있다는 게 문제입니다.

③ 약물처벌: 좋은 눈에 조절마비제(예, 아트로핀)를 넣으면 가까운 물체가 잘 안 보입니다. 그래서 가까이 볼 때는 약시 눈을 쓰도록 하는 방법입니다. 이 방법은 약시가 너무 심하면 조절마비제를 넣어도 좋은 눈 시력이 약시 눈보다는 시력이 좋아서 계속 좋은 눈을 쓸 수도 있다는 문제, 안대로 가리는 것보다는 가림 효과가 작다는 문제가 있습니다.

일찍 발견해서 치료하면 대부분의 약시는 치료될 수 있습니다

일찍 치료를 시작할수록 시력이 좋아질 가능성도 그만큼 높습니다. 약시 치료를 시작할 때의 나이가 중요합니다. 단 한 눈의 백내장으로 인한 약시는 너무 심해서 돌에 발견하고 수술해도 시력이 좋아지기 힘든 경우가 많습니다.

사시와 약시가 함께 있다면 사시 수술 전에 약시부터 치료합니다

약시의 2대 원인인 사시와 굴절부등이 모두 있는 경우가 있습니다. 약시 치료를 해서 두 눈 시력이 같아지면 사시가 좋아지는 경우가 드물게 있기 때문에 우선 안경 쓰고 가려서 시력이 같아진 후 사시가 계속 있으면 사시를 수술합니다.

약시 치료를 성공적으로 하려면

무엇보다 부모님과 아이의 마음이 가장 중요합니다. 약시 치료 방법을 가르쳐주는 것은 의사이지만 그것을 잘 실행하느냐는 아이와 부모님께 달려 있습니다. 좋은 눈을 가리면 잘 안 보이기 때문에 대부분의 아이들은 몹시 싫어합니다. 간혹 아이가 너무 싫어한다고 눈 가리는 것에 대해서 적극적이지 못한 분도 있는데, 이것은 곤란합니다. 아이가 좋아하는 것만을 해주는 부모가 아닌, 아이에게 꼭 필요한 일을 해주는 부모님이 되셨으면 합니다. 성공적인 약시 치료는 부모님의 관심과 아이의 태도가 무엇보다 중요합니다. 본인이 열심히 하는 아이는 10세 이후에도 놀랍게 좋아지기도 합니다.

약시를 좋아지게 하는 약은 권할 만하지 못합니다

약시를 좋아지게 하는 약으로는 효과가 크지는 않지만 L-dopa(엘-도파)가 있습니다. 이 약의 문제점은 약을 끊으면 다시 시력이 저하되고, 전 세계적으로 12개월 이상 사용한 연구결과가 없다는 것입니다. 뇌 발달 과정에 있는 어린이에서 장기적으로 이런 약을 쓰는 게 어떤 문제를 일으킬지 모르고, 가림이 훨씬 낫다고 생각해서 전 써본 적이 없습니다. 이런 약보다는 가림을 잘하시는 게 효과가 증명된 훨씬 나은 방법이라고 생각합니다.

약시를 좋아지게 하는 음식은 없습니다

약시를 좋아지게 하는 음식을 가르쳐주지 않는다고 화를 내는 부모님이 계십니다. 약시는 그 눈을 써야 좋아지지, 음식으로 좋아질 수는 없습니다.

🔍 약시, 어떻게 가리나요?

• 눈가림용 안대

가리는 방법 중 가장 확실한 방법은 안대(패치)를 붙이는 것입니다. 거즈를 여러 번 접어 밖이 안 보일 정도의 두께로 만든 후 반창고로 붙여도 되지만 보통 눈가림용 안대를 씁니다. 피부색과 비슷해 눈에 덜 띄는 안대도 있고, 예쁜 무늬 안대(그림 11)도 있습니다. 안대의 풀에 피부 염증이 생기는 경우 피부에 덜 자극적인 안대를 쓰기도 합니다(그림 12). 엄마 팔에 여러 번 붙였다 뗐다 반복해서 풀을 좀 줄여 피부에 붙이기도 하고, 피부에 크림을 바르고 그 위에 안대를 붙이기도 합니다.

• 헝겊 가리개

헝겊으로 가리개를 만들어서 안경에 끼우는 방법이 있는데, 이때는 양 옆으로 보지 못하도록 코쪽과 귀쪽도 막아야 합니다.

• 특수 안경

한 눈의 렌즈를 뿌옇게 만든 특수한 안경(Min's glasses)도 있는데, 밖에서 안경을 볼 때는 양쪽이 거의 비슷해 보이지만 안경 안쪽에서는 밖이 거의 보이지 않아 가림 효과가 있습니다. 만일 안대를 붙여 아이가 학교에서 놀림 당한다면 학교에서는 이 안경을 사용할 수 있습니다. 이런 안경 대신 좋은 쪽 안경알에 반투명한 테이프를 오려 붙여 쓰기도 합니다. 이 방법은 아이가 쉽게 안경을 벗거나 안경 너머로 볼 수 있다는 게 문제입니다. 가리는 효과는 완전히 붙이는 안대가 가장 좋습니다.

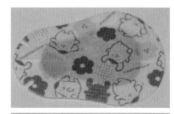
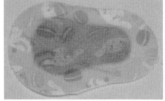

그림 11. **눈가림용 안대**

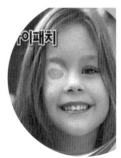

그림 12. **안대 풀이 덜 자극성인 안대**

좋은 눈을 가린다고 두 눈 모두 못 볼 걱정은 안 하셔도 됩니다

좋은 눈을 가리면 두 눈 모두 못 보게 되는 거 아니냐고 걱정하실 수 있

약시가 있는데 가리지 않으려는 어린이에게는

① 예쁜 가리개를 사용하거나 가리개 위에 스티커를 붙여 주거나 예쁜 그림을 그려줘보십시오.

② 팔목을 구부리지 못하도록 하는 도구를 끼울 수도 있습니다. 이것은 보통 눈가리개를 떼면 팔에 끼우고 5분 정도 지나서 풀어줍니다. 다시 떼면 다시 끼웠다가 5분 정도 후 풀어주는 것을 반복하면 많은 경우 교육이 되어 함부로 떼지 못하게 됩니다.

③ 특수한 안경(Min's glasses)을 쓸 수 있습니다. 이 안경은 밖에서 보면 약간 흐려 보이지만, 쓴 사람은 뿌옇게 안 보입니다. 이 방법은 안경을 벗거나 안경 너머로 볼 수 있다는 게 문제입니다.

④ 가까운 물체가 잘 안 보이게 되는 조절마비제를 좋은 눈에 넣습니다. 다만, 약시가 너무 심하면 조절마비제를 넣어도 좋은 눈 시력이 약시 눈보다 좋아서 계속 좋은 눈을 쓸 수 있다는 문제가 있습니다.

습니다만…. 안과 의사가 좋은 눈까지 못 보게 될 정도로 두지 않습니다. 안과 의사가 오라는 날에 제대로 가기만 하면 좋은 눈까지 못 보게 되지 않습니다. 간혹 좋은 눈 시력이 좀 떨어져도 가림을 중단하면 다시 좋았던 눈 시력이 좋아지고, 약시였던 눈 시력이 좀 떨어집니다. 왜냐하면 굴절부등은 그대로 남아 있기 때문입니다.

🔍 약시를 치료하지 않으면 문제가 생깁니다

약시인 눈 시력이 낮습니다

100살 넘어 살 수도 있는 우리 아이가 평생 잘 보는 두 눈을 가지도록 해주는 것은 너무도 중요합니다.

두 눈을 같이 써야 입체시가 됩니다

두 눈을 같이 쓰지 않으면 입체시가 안 되어 거리와 깊이를 잘 알기가 힘듭니다. 한 눈을 감고 계단을 내려가보십시오. 계단이 보이지만 깊이와 거리를 가늠하기 어렵습니다. 지금의 아이들이 어른이 되면 대부분 운전을 할 텐데 한 눈만 사용한다면 앞 차와의 거리를 가늠하기 힘들 것입니다. 작은 공을 다루는 운동을 한다면 양안시가 잘 되는 사람보다 힘들 수 있고, 수술 등의 미세한 작업을 하기 힘들 것입니다. 우리 아이들이 두 눈을 같이 쓰는 양안시를 하고 제대로 된 입체시를 느끼도록 적절한 치료를 해주셔야 합니다.

🔍 약시 치료 후 유의사항

약시 눈 시력이 좋아신 후에도 시력을 유지하기 위하여 부분 가림을 계속해야 하는 경우가 많습니다. 왜냐하면 약시 원인은 그대로 있으므로, 좋아진 시력이 유지가 안 되고 다시 나빠질 수 있기 때문입니다. 그러므로 시력이 좋아진 후에도 정기적으로 시력검사와 굴절검사를 해서 맞는 안경을 쓰고 시력이 다시 떨어지면 가려야 합니다.

🔍 약시를 언제까지 발견하면 회복될 수 있나요?

제 환자 중에 12세에 가리기 시작했는데 6개월 후 1.0까지 좋아지는 경우도 봤습니다. 약시가 있던 나이 많은 어른에서 좋은 쪽 눈에 노년관련 황반변성이나 백내장이 생겨 시력이 떨어지니, 약시 눈 시력이 좋아지기 시작했다는 보고도 있습니다. 그래서 약시인 눈 시력이 좋아지는 것은 나이 들어도 가능할 수 있다고 볼 수 있습니다. 그러나 일을 해야 되는 어른이 한 눈을 가리고 지내는 것이 현실적으로 어렵습니다. 그러므로 최대한 빨리 발견하고, 약시를 발견했을 때 그때부터 열심히 가려보는 것이 필요하겠습니다.

🔍 약시 치료를 시작하는 어린이에게

약시라는 것은 잘 볼 수 있는데 그동안 쓰지 않아서 못 보는 겁니다. 두 눈 모두 잘 보이면 한 눈이 망가지더라도 남은 눈으로 살 수 있지만 한 눈만으로 살아가는 일은 위험할 수 있습니다. 차 타이어에 구멍이 나면 어떻게 하나요? 차 트렁크에 싣고 다니는 여분의 바퀴로 바꿔 끼고 가지요. 그 여분의 바퀴가 없다면 어떻게 됩니까? 아무리 좋은 고급 자동차도 그대로 주저 앉아 움직이지 못하지요. 바로 우리 눈이 그렇습니다. 안과 의사를 하다 보면 남은 좋은 눈을 다치거나 병이 생겨 두 눈 모두 못 보게 되는 사람들을 만나게 됩니다. 너무나 안타깝습니다. 우리 어린이에게 그런 일이 생기면 안 되지요. 우리 어린이들은 두 눈 모두 잘 보도록 해야 합니다.

어떻게 하냐구요? 잘 보이는 눈을 가리고 안 보이는 눈을 씁니다. 나이가 적을수록 가리면 빨리 잘 보이게 됩니다. 나이가 많거나 약시가 심할수록 잘 보이는 눈을 가리는 시간이 길어집니다. 그래서 한 살이라도 어릴 때 열심히 가려야 하겠지요. 가리는 일은 그동안 잘 안 쓰던 눈을 써야 하므로 처음에는 잘 안 보이고 불편합니다. 어떤 때에는 철없는 친구가 놀리기도 합니다. 많은 약시 친구들은 이런 어려움을 이기고 가려서 잘 보게 됩니다. 이런 일은 모두가 다 해낼 수 있는 일은 아닙니다. 이런

약시 상담사례

Q. 우리 아이가 9살인데, 약시라서 눈을 가리고 3개월을 지내야 한답니다. ① 효과가 있으려면 정말 잠들기 전까지 하루 종일 그렇게 지내야 하나요? ② 현재 약시인 눈이 좋아질 가능성은 얼마나 있는지요? ③ 시력이 좋은 눈을 이렇게 가려놓고 전혀 사용 안 하면 3개월 후에 좋은 눈에도 문제가 생기지는 않나요? ④ 약시에 좋은 식이요법은 없나요?

A. ① 어리면 조금 가려도 효과가 좋고 나이가 많으면 그만큼 가리는 효과가 줄어듭니다. 보통 8~9세가 넘으면 약시가 치료되지 않는다고 가리지 않는 사람들도 있지만 제 경험으로는 눈에 맞는 안경을 제대로 쓰고 잘만 가리면 많은 경우 좋아집니다. 다만 아이가 현재 나이가 많으니 오래 가려야 효과가 나고, 효과가 확인되어야 더 잘 가리는 선순환이 생깁니다. 그래서 오래 가리도록 한 것인데, 만일 종일 가리는 것이 너무 힘들다면 장기전으로 들어갈 생각을 하고 가리는 시간을 좀 줄이셔도 됩니다. ② 제가 이전에 9세 이상의 약시를 치료한 결과를 보면 16명 중 잘 가렸던 경우가 15명이었고, 이 15명이 시력표상에서 2줄 이상 시력이 호전되었고, 최종시력을 보면 14명이 0.7 이상으로 좋아졌습니다. ③ 드물게 좋았던 눈 시력이 떨어지기도 합니다만, 더 이상 가리지 않으면 시력이 다시 좋아지고 약시안의 시력이 좀 떨어져서 원래대로 됩니다. 왜냐하면 교정시력이 좋아진 것이지 굴절부등이라는 원인은 계속 있기 때문입니다. 그러므로 시력이 좋아지고 나서도 하루 30분 정도라도 가려야 좋아진 시력이 유지되는 경우가 많습니다. ④ 약시는 음식으로 치료될 수 없는 것이므로 식이요법은 없습니다. 약시 치료는 잘 보이는 눈을 가려서 안 쓰던 눈을 쓰게 하는 것입니다. 안대나 조절마비제나 일부러 덜 보이는 안경으로 좋은 눈을 가리는 것이 치료입니다,

일은 다음의 사람만이 잘 해낼 수 있습니다.

첫째, 자기 스스로를 중요하게 생각하고 사랑하는 사람은 스스로를 위해 힘든 일을 해냅니다.

둘째, 어려운 일을 참을 줄 아는 진정한 인내심을 가진 사람이 할 수 있습니다.

셋째, 의사 선생님과 부모님 말씀이 옳다고 판단하는 현명한 사람이 할 수 있습니다.

넷째, 어렵지만 눈을 가리면 잘 볼 수 있다는 희망을 가진 사람이 할 수 있습니다.

즉 이 일은 스스로에 대한 사랑, 참을성, 희망을 가지고 올바른 가르침을 따르는 현명한 사람만이 할 수 있습니다. 그리고 이 일은 안과 의사를 위한 것도 아니고 부모님을 위하여 하는 것도 아니며, 오로지 여러분 자신을 위하여 하는 일입니다. 그러니까 부모님께 짜증내지 말고 어려운 일이 있으면 같이 얘기하면서 참아내기 바랍니다. 여러분이 잘 보이는 두 눈으로 세상을 보며 지낼 날이 빨리 오기를 빕니다.

제 8 장

사시

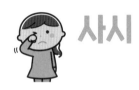 # 사시

두 눈이 같은 방향으로 정렬되지 않아 한 눈은 정면을 향하는데, 다른 한 눈은 다른 방향으로 향한 상태를 사시라고 합니다. 사시는 항상 나타나기도 하고(항상사시), 가끔 나타나기도 합니다(간헐사시). 사시는 외모 문제뿐 아니라 두 눈을 같이 사용하지 못해 입체감과 거리감이 떨어질 수 있습니다. 사시 치료는 사시 종류에 따라 다릅니다.

🔍 사시는 어떤 병인가요?

사시란 두 눈이 같은 방향을 향하지 않는 상태입니다

어떤 물체를 볼 때 두 눈이 같은 방향으로 정렬되어, 두 눈을 같이 사용합니다. 그러나 한 눈은 정면을 바라보지만, 다른 한 눈은 안쪽 또는 바깥쪽, 위쪽 또는 아래쪽으로 다른 방향을 향하고 있을 수 있는데, 이런 상태를 사시라고 합니다(예전에는 사팔이라고도 했지만 지금은 이 말을 사용하지 않습니다). 한 눈만 계속 정면을 보고 다른 눈은 계속 사시 상태라면 사시인 눈 시력 발달에 지장을 받아 약시가 생길 수 있습니다(제7장 약시 참조). 두 눈을 어느 정도 번갈아 써서 약시까지 생기지는 않았다면 정면을 보던 눈을 가리면 사시이던 눈이 정면을 보고 가린 눈이 사시가 됩니다.

사시는 드문 질환이 아닙니다

사시는 어린이 100명당 4명 정도 비율로 있는, 드물지 않은 질환입니다.

사시의 원인

사시의 정확한 근본 원인은 아직 밝혀져 있지 않지만 다음의 경우 사시가 더 잘 생깁니다.

- 원시가 있으면 조절내사시가 생길 수 있습니다. 대부분 가까운 것을 잘 보려고 하는 2~3세경부터 나타나는 경우가 많습니다.
- 눈을 움직이는 근육 이상이 있으면 눈을 제대로 움직일 수 없어 사시가 생길 수 있습니다. 대표적인 경우가 갑상샘 이상에서 근육이 붓고 단단해지면서 사시가 생깁니다.
- 뇌수종, 뇌종양, 뇌의 선천기형 등 뇌에 이상이 있는 경우입니다. 눈을 정렬시키는 것은 뇌의 역할이므로 뇌 이상이 있으면 사시가 많이 생깁니다.
- 다운증후군 등의 염색체질환이 있는 경우.
- 미숙아로 태어난 경우.
- 뇌성마비가 있는 경우.
- 발달지체가 있는 경우.
- 한 눈 시력이 여러 이유로 떨어지면 나중에 사시가 생깁니다.
- 외상으로 눈을 움직이는 신경이나 근육이 다칠 수 있습니다. 주먹으로 맞아 안와골절이 생기면 근육이 골절 사이에 끼어 눈 움직임에 지장이 생길 수 있습니다.
- 눈을 움직이는 뇌신경이 태내에서 만들어지지 않았거나, 뇌신경이 마비되어 마비사시가 생길 수 있습니다. 어리거나 젊은 경우에서 마비가 되면 뇌종양이나 외상이 많고, 나이 들어 생기면(특히 당뇨, 고혈압, 콜레스테롤이 높으면) 허혈로 인한 경우가 많습니다. 그러나 정밀한 검진에도 불구하고 특별한 원인을 찾을 수 없는 경우도 많습니다.

사시는 유전되기도 합니다

사시 가족력이 있는 경우도 많습니다. 가족 중 사시가 있다면 나머지 형제도 검사를 받아보는 것이 안전합니다. 그러나 부모 중 한 명이 사시가 있다고 자녀에게 반드시 사시가 생기는 것은 아닙니다.

두 눈이 같은 물체를 봐야 거리감, 입체감을 느낍니다
사시가 없이 두 눈을 같이 써야, 멀고 가까운 거리감, 길의 울퉁불퉁함, 계단의 깊이, 물체의 입체감을 느낄 수 있습니다.

사시를 그냥 두면 두 눈을 함께 쓸 수 없게 됩니다
사시를 치료하지 않고 두면 어떻게 되냐고 묻는 어머니들이 많습니다. 사시를 치료하지 않으면 두 눈을 함께 쓰는 양안시가 안 되고, 사시로 인한 약시도 생길 수 있습니다. 출생 직후부터 사시가 있으면 시각중추의 양안시를 담당하는 세포가 위축됩니다.

어른에서 사시가 생기면 한 물체가 둘로 보입니다
어른에서는 사시가 생기면 한 물체가 둘로 보이는 복시가 생길 수 있습니다. 한 눈씩 감고 보면 하나로 보이지만, 두 눈을 뜨면 물체가 둘로 보이는 경우를 양안복시라고 합니다. 사시의 증상입니다. 운전하는데 반대편 차가 둘로 보이고, 차선이 둘로 보인다고 생각해보십시오. 이는 굉장히 위험한 상태로서, 미국에서는 복시 환자가 오면 의사가 교통국에 신고하고, 운전면허가 정지되어 운전을 못하게 됩니다. 의사가 신고 안 하면 의사가 처벌받습니다.

어른에서도 사시 수술이 가능합니다
어른에서는 사시 수술이 안 된다고 잘못 아시기도 합니다. 어른에서는 어린이와 달리 '사시 수술 후 조정술'이라는 특수한 수술 방법을 쓸 수 있어 어린이보다 오히려 수술이 더 용이할 수 있습니다. '사시 수술 후 조정술'은 사시 수술을 할 때 매듭을 움직일 수 있는 형태로 만들어서 수술 후 완전히 깨어났을 때 환자 상태를 보고 수술량을 늘리거나 줄일 수 있는 방법입니다.

🔍 사시의 종류

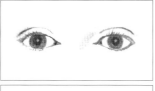
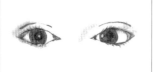
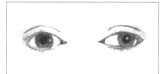
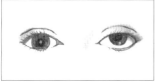
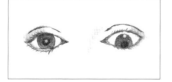

- 심한 정도에 따라 항상사시(항상 사시인 상태), 간헐사시(가끔 사시인 경우), 사위(두 눈을 뜨고 있을 때는 정상이나, 한 눈을 가리면 가려진 눈이 사시가 되는, 가장 가벼운 사시)로 나눕니다. 간헐사시에서는 정상일 때 진료 받으면 간헐사시가 안 보일 수도 있습니다.
- 사시 방향에 따라 안(코쪽)으로 몰리는 내사시, 밖으로 나가는 외사시, 위로 올라가는 상사시, 아래로 내려가는 하사시로 나눕니다.

그림 13. **사시의 종류**
위에서부타 정상눈, 내사시, 외사시,
상사시, 하사시

🔍 사시의 진단

사시는 안과 진찰로 진단할 수 있습니다. 그러나 울거나, 물체를 제대로 보지 않으면 검사가 어려울 수 있습니다.
사시의 크기를 사시각이라고 하며, 프리즘으로 잽니다. 그래서 사시각 크기 단위는 프리즘디옵터입니다.

부모님이 사시 여부를 확실히 알기는 힘듭니다

아이가 사시인 순간에 초점이 안 맞아 보이는데 이를 아주 예민하게 잘 아는 부모님도 계시지만, 알려드려도 모르는 부모님이 훨씬 더 많습니다. 부모가 모르는 게 당연합니다. 왜냐하면 부모는 의사가 아니고, 대부분의 부모는 아이 모습에 익숙해져서 모를 수 있습니다. 몰랐다고 자책하지 마세요. 내가 내 건강 상태도 모르는데, 어떻게 아이의 모든 것을 알겠습니까?

눈이 모여 보인다고 모두 사시는 아닙니다

우리나라 아이들은 코가 낮아 코쪽 피부가 거의 눈의 코쪽 흰자를 덮고 있어 눈이 몰려 보이는 경우가 많습니다. 또 눈과 눈 사이 피부가 넓으면 사시가 아닌데도 내사시로 보일 수 있습니다. 이런 경우를 가성내사시라고 하는데, 실제로는 사시가 아니고 정상입니다. 내사시인 줄 알고 왔는데, 실제로는 외사시인 경우도 종종 있습니다. 이런 경우 보호자는 외사시일 때 정상으로, 정상일 때는 내사시로 오해하기도 합니다.

사시가 없더라도 안과 정기검진을 받는 것이 안전합니다

간헐사시에서는 검사 당시에는 사시가 안 보일 수 있습니다. 사시가 없다가 나중에 생기는 경우도 아주 많습니다. 그러므로 정기검진을 받는 것이 안전합니다. 특히 가족이나 친척 중에 사시, 약시, 그 밖에 다른 안과 이상의 가족력이 있는 경우에는 더욱 정기검진이 필요합니다.

사시 때문에 고개를 기울이기도 합니다

눈을 움직이는 신경이나 근육에 이상이 있으면 한 쪽으로 고개를 기울이거나, 턱을 올리고 내려보거나, 턱을 내리고 위로 보거나, 얼굴을 한쪽으로 돌리기도 합니다.

고개기울임(일명 사경)과 관련된 사시 중 가장 흔한 경우는 상사근 마비입니다. 상사근 마비나 제4뇌신경이 없으면, 고개를 가눌 무렵부터 고개를 한쪽으로 기울이고, 마비인 눈이 가끔 위로 올라가는 상사시를 보입니다. 그 외 해리수직편위, 눈떨림, 다른 마비사시에서도 고개기울임이 나타날 수 있습니다. '12시 5분 전' 이런 별명이 사시로 인한 고개기울임일 수 있습니다. 눈으로 인한 고개기울임인데 근육 수술을 받아 흉터가 있거나, 목에 브레이스를 하거나, 재활치료를 받기도 합니다. 고개를 기울이면 안과 진료부터 받아보시는 것이 좋습니다.

햇빛이 있는 곳에서 눈을 찡그리면 외사시일 수 있습니다

외사시 있는 아이가 햇빛에 나가면 한 눈을 찡그리는 경우가 많습니다(제13장 참조).

해리수직편위란?

해리(解離)는 분리를 뜻하는 말이고, 수직 편위(偏位)는 '위쪽으로 치우친 것'을 말합니다. 따라서 해리수직편위는 두 눈이 교대로 위쪽으로 올라가는 특수 사시를 가리킵니다. 해리수직편위는 피곤하거나 무심코 멍하니 있을 때 한 눈이 스르르 위로 올라갑니다. 영아사시처럼 아주 어려서 두 눈을 함께 쓰지 못한 경우가 많습니다.

마비사시란?

외안근을 지배하는 신경이 마비되어 생긴 사시입니다.

🔍 사시의 치료

사시 치료의 이유는 미용뿐이 아닙니다

사시가 있으면 한 눈은 정면 물체가, 사시인 눈은 다른 물체가 보이게 됩니다. 그럼 뇌가 너무 혼란스럽기 때문에 사시인 눈을 무시하게 됩니다. 눈이 둘이지만 실제로 쓰는 눈은 하나인 상태입니다. 한 눈을 감고 계단을 내려가보시면 계단이 다 보이지만 깊이를 알기 힘듭니다. 한 눈을 감고 운전하면 앞차가 다 보이지만 앞차와의 정확한 거리를 알기 힘듭니다.

사시를 치료하는 이유는 두 눈을 같이 쓰기 위해서입니다. 또 어린이에서는 한 눈만 써서 약시가 생기는 일을 피하고 두 눈 시력이 잘 발달할 수 있도록 하기 위함입니다.

모든 사시 치료의 일반적인 원칙

① 먼저 굴절검사를 해서 근시·난시·원시가 있으면 안경을 써봅니다.
② 약시가 있으면 약시 치료를 하여 두 눈 시력을 같게 만듭니다. 약시 치료는 좋은 눈을 가려 약시인 눈을 강제로 사용하게 하여 시력을 올리는 것입니다. 약시 치료는 나이가 어릴수록 효과도 좋으며 치료 기간도 짧아집니다. 나이가 많아질수록 치료 효과도 떨어지지만, 현실적인 이유로는, 안 보이는 눈으로 공부하기 힘들고, 친구가 가린다고 놀리는 등 문제가 많습니다. 그래서 조기에 발견해서 조기에 치료해야 성공률이 높습니다(제7장 참조).
③ 두 눈 시력이 같아진 후에도 사시가 계속되면 수술합니다.

사시 치료는 사시 종류에 따라 다릅니다

수술과 수술이 아닌 방법이 있습니다.
수술이 아닌 방법으로 치료하는 대표적인 사시는 원시가 있는 굴절조절내사시입니다. 굴절조절내사시에서는 원시를 교정하는 안경을 쓰면 정위가 되거나 내사시가 줄어듭니다. 물론 안경을 벗으면 사시가 됩니다.

외사시에서는 근본적인 치료는 수술이지만, 수술 전에 근시·난시·원시 등의 굴절이상이 심하면 안경부터 써보고, 약시가 있다면 약시 치료부터 합니다. 또 나이가 어리면 안대로 눈을 하루 1~4시간씩 가리면서 두고 보기도 합니다.

🔍 사시의 수술

안경 쓰고 약시가 좋아졌는데도 사시가 계속되면 수술이 필요합니다.

사시 수술에는 약화술(후전술)과 강화술(절제술)이 있습니다

사시 수술은 눈을 움직이는 근육을 원래 있던 자리에서 옮깁니다. 근육의 힘을 약화시키기도, 강화시키키도 합니다. 예를 들어 외사시라면 눈을 밖으로 움직이는 근육을 약화시키고, 내사시라면 눈을 안으로 움직이는 근육을 약화시킵니다. 이런 약화수술을 후전술이라고 하는데 전 세계적으로 가장 많이 시행되는 기본적인 수술입니다. 또 다른 방법으로 외사시라면 눈을 안으로 움직이는 근육을 강화시킬 수도 있습니다. 이런 수술을 절제술이라고 합니다.

어떻게 수술할지는 사시 전문의가 여러 상태를 고려하여 결정합니다.

사시 수술은 눈을 꺼내놓고 하지 않습니다

수술 방법은 눈을 꺼내놓고 하는 것은 아닙니다. 단지 눈을 덮고 있는 결막에 조그만 절개를 가하고 이를 통해 근육을 옮깁니다. 마취는 대개 전신마취를 하지만 어른은 국소마취로 할 수도 있습니다. 다른 수술과 마찬가지로 사시 수술은 몇 가지 위험(감염, 출혈, 부족교정, 과교정, 전신마취의 위험, 사시 재발, 공막 천공, 복시 등)이 있을 수 있습니다만, 보통은 안전하고 효과적입니다.

사시 수술을 한다고 시력이 떨어지는 않습니다

사시 수술은 근육을 옮겨 붙이는 것뿐으로 사시 수술로 시력이 좋아지거나 나빠지지 않습니다.

사시 수술로 근시를 만들 수는 없습니다

우리 속담에 "까마귀 날자 배 떨어진다"는 말이 있습니다. 까마귀가 나무에서 날아간 것과 배가 떨어진 것은 아무 관련이 없는데 마치 까마귀가 날아 배가 떨어진 인과관계로 오해되는 상황을 비유하는 말입니다. 그런데 진료실에서 자주 듣는 이야기가 이와 비슷할 때가 많습니다. 예를 들어 "우리 아이가 사시 수술 받고 나서 몇 달 지나 근시가 생겨 안경을 쓰게 되었으니, 수술 때문에 근시가 생겼다"라고 주장하시는 보호자가 종종 계십니다. 근시는 부모로부터의 유전적 요인이 크며, 눈이 정상보다 길어서 생깁니다. 눈이 정상보다 길어지는 시기가 되면 근시가 시작하므로, 보통 근시는 4~8세경부터 시작합니다. 사시 수술을 받건 받지 않았건 그즈음 해서 근시가 시작됩니다. 그런데 그때 사시 수술을 했다고 사시 수술 때문이라고 끝까지 주장을 굽히지 않으면 참 막막합니다.

근시란 눈이 앞뒤로 길어지는 것인데 만일 근육을 옮겨 붙이는 사시 수술로 눈이 길어진다면 원시(눈이 앞뒤로 짧은)에서 사시 수술을 하면 원시가 치료될 겁니다. 그러나 실제로 사시 수술 후 원시가 줄어들지 않습니다. 근시가 무엇이고 왜 생기는지 생각해보는 과학적인 사고가 필요합니다.

수술을 꼭 해야 하나요?

수술을 꼭 받아야 하는지를 물어보시곤 합니다. 물론 수술하지 않고 안경만으로 치료하는 경우도 많고, 가림으로 수술 시기를 늦추기도 합니다. 또 심하지 않아 그냥 두고 보는 경우도 많습니다.

다음과 같은 경우에만 수술을 권합니다.

① 사시 정도가 그내로 두기에는 심하고,

② 비수술적인 치료(부분가림, 안경 등)로 더 이상 호전되지 않거나 가림을 지속하기 힘들고,

③ 앞으로 좋아질 가능성은 거의 없고,

④ 수술에 따르는 위험보다 수술로 인한 이득이 크다고 판단될 때입니다. 이 네 가지가 모두 만족되어야 수술을 권하고, 한 가지라도 만족되지 않으면 수술을 권하지 않습니다.

수술하려면 얼마나 입원하나요?

병원마다 다릅니다. 저희는 당일 입원/수술로 아침에 입원해서 전신마취로 수술 받고, 오후에 퇴원합니다. 입원과 외래는 자기부담금이 달라, 입원하여 수술 받는 경우가 외래로 수술받는 경우보다 비용이 훨씬 적습니다. 당일 입원은 1일 입원에 해당되어 자기 부담금이 적고, 실손보험도 적용됩니다. 의료보험이 안 되는 10세 이상에서는 실손보험도 받기 힘든 경우가 많습니다.

사시 수술의 양은 어떻게 결정하나요?

사시각 크기에 맞춰 수술 양을 결정하는 표에 따라 수술합니다. 이런 표는 대부분 맞으나 통계치이므로 안 맞는 경우도 있습니다. 특히 눈을 움직이는 근육에 이상이 있는 경우에는 잘 맞지 않아 결과를 예측하기 힘들 수 있습니다. 이런 경우에 대비하며 마취 후 깨어나서 눈 위치를 확인하고 원하는 위치와 다르면 수술량을 늘리거나 줄일 수 있는 방법으로 '사시 수술 후 조정술'이 있습니다. 즉 수술 후 다시 한번 수술 양을 맞출 수 있어, 한 번의 수술로 두 번의 교정 기회를 가지게 되는 셈입니다. 방법은 점안 마취제를 사용하므로 닿는 것은 알지만 거의 아프지는 않습니다. 조정술은 보통 외래에서 하게 되는데 시술을 하는 동안 가만

히 있어야 하므로 협조가 잘 되는 어린이나 어른에서 가능합니다.

사시 수술은 안전한 편입니다

다만 고도근시가 있다면 공막이 얇아서 공막에 근육을 실로 고정할 때 바늘이 공막을 관통할 수도 있습니다. 그러나 실제로는 드뭅니다.

🔍 사시 수술 후 어떻게 관리하나요?

수술 후 다음을 조심하세요

수술 후 며칠 동안 눈을 비비지 말고, 눈에 물이 들어가지 않도록 조심해야 합니다. 수술 후 물체가 둘로 보이는 동안 안대를 하거나 프리즘안경을 써야 할 수 있습니다.

수술한다고 굴절이상이나 약시까지 좋아지는 것은 아닙니다

사시 수술을 한다고 약시까지 좋아지지는 않습니다. 굴절부등 같은 약시의 원인이 계속 있으면 가림치료를 하지 않으면 다시 시력이 떨어질 수 있습니다. 간혹 사시 수술을 하고 나면 모든 것이 끝났다고 생각하시는 부모님이 계십니다. 약시는 두 눈의 시력이 같아진 다음에 그냥 내버려두면 다시 시력이 떨어질 수 있습니다. 마찬가지로 사시 수술을 했다고 안경을 벗는 것은 아닙니다. 원래 굴절이상이 있다면 계속 안경을 써야 합니다.

수술 후에도 꾸준히 정기적으로 관리해야 합니다

사시는 원인은 모르지만 뇌가 두 눈을 바르게 정렬시키지 못해 생긴 것인데 사시 수술은 뇌 수술이 아니고 단지 눈을 움직이는 근육만 옮겨줄 뿐입니다. 이처럼 뇌의 명령을 받고 움직이는 말단의 근육만을 움직인 것이라서 수술이 근본적으로 불완전할 수밖에 없고 시간이 지나면 변할 수 있습니다. 수술 후 정위로 될 수도 있지만 정위로 된 경우에도 이 것이 유지되기도 하고, 유지되지 못하고 재발하기도 합니다. 또 사시가 남을 수도 있고, 외사시가 과교정되어 내사시로, 내사시가 외사시로 되 기도 합니다. 그러므로 사시 수술 후에도 꾸준히 정기적으로 관리해야 합니다.

이제 각각의 사시를 살펴보겠습니다.

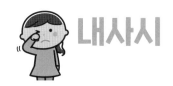

내사시

한 눈은 정면을 향하고 다른 눈은 안쪽으로 몰린 상태를 내사시라고 합니다. 동양인 아기 중 실제로는 사시가 아닌데 사시처럼 보이는 경우가 있습니다. 이를 가성내사시라고 하며 실제로는 사시가 아닙니다. 그러나 진짜 내사시는 적절한 치료를 하지 않으면 좋아지지 않습니다. 그리고 지금은 가성내사시라도 원시가 있다면 나중에 진짜 내사시가 될 수도 있으므로 반드시 안과 검사를 받아야 합니다. 보이는 것만 가지고 부모님이 사시인지 아닌지 임의로 판단하는 것은 위험합니다. 아이의 눈이 몰려 보이면 빨리 안과에 가서 사시 여부를 확인해야 합니다.

🔍 부모님이 내사시 여부를 알기는 어렵습니다

내사시란?
내사시란 한 눈은 정면을 향하고 다른 눈은 안쪽으로 몰린 상태입니다. 내사시는 크게 유아내사시, 원시와 관련된 조절내사시, 고AC/A비내사시가 있습니다.

가성내사시를 유아내사시로 오해할 수 있습니다
동양인 아기는 코쪽 피부가 코쪽 흰자를 가려 내사시처럼 보일 수 있습니다. 부모님이 임의로 가성내사시라고 판단 내리지 말고 안과에서 진찰을 받아 사시 여부를 확실히 확인하고 굴절이상이나 다른 안과 문제가 있는지 확인하셔야 합니다.

집에서 가성내사시인지 검사하기는 어렵습니다
안과의 전문교육을 받지 않은 사람이 가성내사시인지 진짜 내사시인지

판별하는 것은 대단히 위험한 일입니다. 실제로 많은 유아내사시 아이가 두 살이 훨씬 넘어 안과에 오는데, 왜 이렇게 늦게 안과에 왔는지 물어보면 할머니나 주위 사람이 크면 좋아진다고 해서 안과에 오지 않았다고 말합니다. 안과 교육을 받은 의료진의 조언을 들으셔야 합니다.

🔍 유아내사시에 대해 알아볼까요?

유아내사시란 생후 6개월 이내에 생깁니다

생후 6개월 이내에 생긴 내사시를 유아내사시라고 합니다. 유아내사시는 검은동자가 매우 심하게 몰린 경우가 많습니다. 즉 사시각이 큰 경우가 많습니다.

유아내사시는 양안시 발달이 어렵습니다

사시가 있으면 시각중추의 양안시(두 눈을 같이 쓰는 기능) 세포가 영구적으로 위축됩니다. 이 시기가 출생 이후 불과 2~3개월입니다. 그러므로 이 시기에 사시가 없고 눈이 잘 정렬되어 있는 것이 매우 중요합니다.

1981년 노벨의학상은 양안시에 관한 연구였습니다

사시가 생기면 실제로는 한 눈만 쓰고, 사시인 눈은 억제됩니다. 그러면 두 눈에 들어오는 정보를 받아들이는 대뇌 시각중추의 세포들이 위축되어 없어지거나 아주 작아져서 거의 기능을 못하게 됩니다. 이렇게 없어진 세포는 나중에 사시를 수술하여 눈이 똑바로 되더라도 다시 살아나지 않습니다. 이런 양안시에 대한 연구로 미국 하버드 의대 후벨과 위젤이라는 생리학자가 1981년 노벨의학상을 받았습니다. 양안시와 이에 따른 두뇌발달은 노벨상을 탈 정도로 중요한 주제입니다. 두 눈을 같이 쓰는 양안시 기능은 어려서부터 발달해야 됩니다. 생후 2~3개월이 인간의 양안시 발달에 아주 중요한 결정적인 순간입니다.

사시에 대한 잘못된 상식

• 모빌을 어릴 때부터 쳐다보면 사시가 된다?

─아닙니다. 모빌과 사시는 아무 상관 없습니다. 또 아기가 누워서 형광등을 쳐다본다고 사시가 되지는 않습니다.

• 사시를 눈 운동으로 치료한다?

─아닙니다. 정말 사시라면 어떤 운동을 해도 사시가 좋아지지 않습니다.

• 어릴 때의 사시는 크면 좋아진다?

─아닙니다. 사시가 아닌데 사시처럼 보이는 가성사시만 코가 높아지며 코쪽 흰자를 덮는 피부가 덜해져 나아 보입니다. 진짜 사시는 대부분 저절로 좋아지지 않습니다.

양안시가 안 되면 어떤 문제가 있나요?

한 눈만으로 보면 불편한 점이 많습니다. 예를 들면 한 눈만 뜨고 계단을 내려가보십시오. 계단이 보이지만 깊이를 알기 힘듭니다. 운전을 하려면 앞 차와의 거리를 잘 알아야 하는데, 한 눈 감고 보면 두 눈으로 볼 때보다 거리를 가늠하기 어렵습니다. 골프, 배드민턴, 탁구 등의 작은 공을 가지고 하는 운동도 멀고 가까운 거리를 구별해야 잘 할 수 있습니다.

유아내사시에서 약시가 될 수 있습니다

항상 한 눈이 안으로 몰리면 이 눈이 약시가 될 수 있습니다.

눈이 모여 보이는데 언제 안과를 가야 할까요?

생후 2개월이 지나도 눈이 몰려 보인다면 빨리 안과에 가서 사시 여부를 확인해야 합니다.

눈동자의 사이가 좁은 것도 사시인가요?

아닙니다. 두 눈이 바르게 정렬되어 있으면 사시가 아닙니다.

유아내사시는 저절로 좋아지지 않습니다

만일 아기의 사시가 저절로 좋아졌다면 가성내사시였던 것이지 유아내사시였던 것이 아닙니다. 전문 교육을 받지 않은 할머니나 이웃의 이야기만 듣고 안과에서 확인하지 않는 것은 굉장히 위험한 일입니다. 할머니나 옆집 분들은 안과 전문의가 아닙니다. 안과 전문의가 되려면 의과대학 6년, 인턴 1년, 전공의 4년의 시간이 걸립니다. 그 이후 분과전문의(소아안과 및 사시)가 되기 위하여 1~3년 동안 또 교육받습니다. 왜 12년 이상 교육받은 전문가 말보다 전혀 교육받은 바가 없는 사람들의 말씀을 믿으십니까?

유아내사시는 조기 교정이 필요합니다

시각 중추에서 양안시 능력이 발달하려면 사시를 교정해야 합니다. 수술 시기에 따라 수술 후 양안시가 달라집니다. 유아내사시는 대부분 조기 수술이 필요합니다.

유아내사시 수술 나이는 언제가 좋을까요?

대개 생후 6개월경까지 기다려보아 내사시가 지속되고 사시각이 줄어들지 않으면 수술합니다. 그러나 그 이전이라도 사시각이 크고, 사시각이 줄어들지 않으면 수술하기도 합니다. 현재까지 가장 수술 결과가 좋았던 경우는 생후 2달 29일에 수술 받은 경우입니다. 제가 미국에 장기연수를 하던 중 10대가 된 그 아이를 보았는데, 완벽한 정상이었습니다. 제가 직접 사시검사를 하고 입체시 검사를 하면서 상태가 너무 정상이어서 놀라고, 충격을 받았습니다. 그 아이의 할아버지가 남가주대학의 생물학 교수였는데, Dr. Wright가 그 할아버지께 후벨과 위젤의 연구를 비롯하여 여러 양안시에 관한 연구 논문을 보내주고, 세계에서 가장 어린 나이에 수술을 받을지 결정하라고 하였다고 합니다. 그 할아버지가 논문들을 검토하고 수술을 결정하여 생후 2달 29일이라는 어린 나이에 수술을 받게 된 것입니다. 그 아이를 보기 전에는 너무 어린 나이에 수술하는 게 과연 잘하는 것인가 생각했는데, 직접 보고 제 생각이 바뀌었습니다. 역시 '백문이 불여일견'입니다!

유아내사시 아기의 보호자들께 수술이 필요하다고 하면 많은 보호자가 이렇게 어린데 수술을 하냐고 물으시면서 불쌍하다고 하십니다. 저는 이런 생각이 듭니다. 어려서 수술 받아 수술에 대한 아픈 기억도 없고, 양안시/입체시가 되는 인생과, 수술 안 받고 지내다가 기억이 평생 남을 때 수술 받고 이후 평생 양안시가 안 되는 삶 중 과연 어느 것이 불쌍할까? 대부분의 유아내사시는 6개월경에 수술하는데, 이때도 이미 양안시 기능이 많이 손상받은 때입니다. 2세가 넘으면 이제는 평생 양안시가 되기는 불가능합니다. 영아내사시 수술 이후 경과는 수술 시 나이가 많을수록 좋지 않다는 연구 결과가 많습니다.

유아내사시 수술 후 재수술 가능성이 높습니다

모든 사시 수술은 수술 후 사시가 없어졌다가 시간이 지나면서 다시 사시가 생길 수도 있고, 사시가 남을 수도 있고, 반대 방향으로 사시가 생길 수도 있습니다(내사시 수술 후 외사시가 생기거나 외사시 수술 후 내사시가 생김). 그러므로 모든 사시 수술 후 재수술의 가능성이 있습니다. 특히 양안시가 발달하지 못한 유아내사시는 뇌가 무엇이 똑바른지 교육이 완벽하지 못해 상태가 매우 불안정합니다. 또 하사근기능항진이나 해리수직편위와 같이 어려서부터 사시가 있는 경우 잘 생기는 징표가 나타나서 재수술할 수 있습니다.

🔍 가성내사시에 대해 알아봅시다

가성내사시는 사시가 아닙니다

가성내사시는 사시가 아니라 단지 눈이 몰려 보이는 것뿐입니다.

가성내사시는 정상이므로 치료가 필요 없습니다

아이가 자라면서 콧등이 높아지고 눈 안쪽 구석의 피부가 콧등 쪽으로 당겨지면서 정상적으로 보이게 됩니다.

가성내사시 확진은 반드시 안과 의사에게 받으셔야 합니다

옆집 할머니 이야기만 들으시면 안 됩니다. 현재 가성내사시라도 원시가 있다면 나중에 진짜 내사시가 될 수도 있으므로 안과에서 굴절검사를 받을 필요가 있습니다.

가성내사시는 안과에 갈 필요가 없을까요?

가성내사시인 것을 확인하시면 간혹 괜히 왔다고 하십니다. 그러나 일단 안과 검사를 받지 않고는 가성내사시라고 확인할 수 없으니 안과 진료가 필요합니다. 안과에서는 사시 검사도 하지만 그 외 근시·난시·원시 등의 굴절이상이 있는지, 망막이나 시신경에 이상은 없는지 등도 같이 검사합니다.

가성내사시였다가 나이가 들면서 외사시가 생길 수 있습니다

외사시는 대부분 2~3세가 넘으면서 생깁니다. 가성내사시였다가 외사시가 되었는데 부모님은 이제야 눈이 몰리지 않고 똑바로 되었다고 생각하는 경우가 있습니다. 그런 부모님은 외사시인 때는 정상이라고 생각하고, 정상인 때는 내사시라고 생각합니다. 내사시라고 생각하고 안과에 왔다가 외사시 진단을 받게 되는 경우가 종종 있습니다.

🔍 유아내사시와 가성내사시를 구별하는 방법

안과 전문의가 한 눈씩 교대로 가려보며 확인합니다

가성내사시와 진짜 내사시를 구별하는 일은 쉽지 않을 수 있으므로 상당히 조심해야 합니다. 일단 안과에 가서 확인해야 합니다. 안과 전문의는 아기가 좋아하는 시자극을 앞에 두고 아이가 주시를 잘 하고 있는 상태에서 한 눈씩 교대가림을 해 아기의 사시 여부를 확인합니다. 그냥 불만 비추어 동공의 중앙에 맺히는지 확인하면 작은 각의 진짜 내사시를 놓칠 수 있습니다. 사시 여부를 정확히 검사하려면 앞에서 말한 것처럼 아기가 어떤 물체를 잘 보고 있는 상태에서 한 눈씩 교대로 가리면서 사시 여부를 확인해야 합니다. 그러나 아기들이 물체를 제대로 보려고 하지 않거나, 한 곳을 주시하지 않고 여기저기를 보면 검사가 정확하지 않을 수 있습니다. 그러므로 집으로 돌아간 후에 아무래도 계속 내사시 같다고 생각하시면 다시 안과에 가서 확인해보시는 것도 좋습니다.

생후 2개월 이후에도 사시가 지속되면 정상이 아닙니다

여러 연구에 따르면 대부분 생후 2~4개월이 되면 사시가 없고 정위가 됩니다. 1994년 미국 보스턴의 MIT 공대 영아시기능연구실의 연구에서, 대부분의 1세 미만 영아가 생후 1개월에 사시가 없거나 약간의 외사시가 있었습니다. 이 외사시는 4개월이 되었을 때 없어져서 생후 4개월에는 모든 영아가 정위였습니다. 즉 신생아가 내사시인 경우는 거의 없었습니다. 영국의 연구에 의하면 대부분의 신생아가 생후 2개월 동안은 눈의 위치가 불완전하여 내사시를 보이기도 했으나, 2개월 이후에는 사시가 없었습니다. 1988년의 다른 연구에 의하면 신생아에서 내사시가 잠깐 있다가 2개월 이후에는 없어졌습니다. 사례를 종합하면, 내사시가 2개월 이후에도 지속되면 이는 정상이 아닙니다.

🔍 원시 관련된 굴절조절내사시와 부분조절내사시

원시로 인해 내사시가 생길 수도 있습니다

가까운 물체를 똑똑히 보려면 초점을 잘 맞추려는 노력(조절)을 해야 합니다. 조절을 하면 두 눈이 코쪽으로 몰리는데(눈모음), 이때 몰리지 않도록 하는 힘이 작용하여 두 힘이 균형을 이루면서 정상적인 위치(정위)를 유지합니다. 예를 들면 정시(정상)인 사람이 33cm를 보려면 3디옵터의 조절을 하면 됩니다. 그런데 플러스 5디옵터의 원시라면 8디옵터(3+5)의 조절을 해야 합니다. 이것은 상당히 많은 조절이고 이렇게 많이 조절하면 자동적으로 눈모음도 크게 생깁니다. 이렇게 가까운 것을 잘 보려는 노력인 조절과 관련되어 생긴 내사시를 굴절조절내사시라고 합니다. 굴절조절내사시는 대개 가까운 것을 잘 보려는 조절을 하는 나이인, 2.5세경부터 시작하곤 합니다. 그러나 어려도 조절을 심하게 하면 1세 미만에서도 생길 수 있습니다.

원시와 관련된 굴절조절내사시의 치료

굴절조절내사시는 원시 안경을 써서 더 이상 조절할 필요가 없으면 안경 쓴 상태에서 정위가 됩니다. 굴절조절내사시는 수술까지 하지 않고, 안경만으로 정위를 유지할 수 있으므로, 사시 중에서 가장 좋다고 할 수 있습니다.

내사시 수술이 필요할 수도 있습니다

원시를 교정하는 안경을 쓰고 내사시가 줄었지만 다 없어지지 않고 내사시가 남은 경우를 부분조절내사시라고 합니다. 부분조절내사시에서는 남은 내사시에 대한 수술이 필요합니다.

부분조절내사시는 수술 후 안경을 계속 써야 합니다

사시 수술은 사시를 줄이는 것일 뿐 원시를 줄이는 것은 아닙니다. 수술 후에도 원시는 있으므로 원시 안경을 계속 써야 합니다.

부분조절내사시 수술 후 안경을 벗을 수 있나요?

원시는 나이가 들면서 점점 줄어들 수 있으므로, 원시가 심하지

원시도 굴절수술로 안경을 벗을 수 있나요?

근시의 굴절수술(라식, 라섹 등)은 결과가 믿을 만하고 좋지만, 원시를 교정하는 굴절수술은 그 결과를 장담하기 어려운 경우가 많습니다. 굴절수술 후 원시가 줄었다가 시간이 지나면서 다시 원시가 생길 수 있습니다. 또 교정하기 힘든 난시가 생기기도 합니다. 원시의 굴절수술에 대해서는 원시 굴절수술의 경험이 많은 안과 의사와 상담해 결정하셔야 합니다.

않다면 10대 중반에 원시가 줄어 안경을 벗고 동시에 내사시도 좋아지기도 합니다. 그러나 원시가 심하면 안경을 계속 써야 하는 경우가 더 많습니다. 계속 안과에서 사시검사와 굴절검사를 반복해야 합니다.

🔍 고AC/A비내사시란 뭔가요?

고AC/A비내사시란?

멀리 볼 때보다 가까이 볼 때 내사시가 커지는 사시입니다. 가까이 보려면 조절을 하고 눈모음이 일어납니다. 고AC/A비내사시는 조절 정도에 비해 눈모음이 지나치게 많이 되어 가까이 볼 때 내사시가 됩니다.

고AC/A비내사시의 치료법

세 가지 방법이 있습니다.

① '포스포린 아이오다이드'(phospholine iodide)라는 약물을 눈에 넣습니다. 이 약물은 조절과 눈모음을 분리시키는 약물로, 조절이 일어나도 눈모음은 과도하게 일어나지 않도록 해줍니다. 국내에서는 이 약물을 구할 수 없습니다.

② 이중초점안경이나 프리즘안경을 쓰는 방법이 있습니다. 이중초점안경이란 위와 아래가 도수가 달라서 안경 알 중앙에 가로선이 보입니다. 위쪽보다 아래쪽에 원시 도수를 높게 넣어서 가까이 볼 때 아래쪽의 높은 도수의 볼록렌즈를 통하여 보도록 하여 눈이 안으로 몰리지 않도록 합니다. 주의할 것은 위와 아래를 나누는 선이 애기동자의 가운데를 지나야 한다는 것입니다. 그래야 가까운 물체를 볼 때 아래 부분으로 보고 눈이 몰리지 않게 됩니다. 그런데 우리나라 어린이는 코가 낮아서 이 안경을 제대로 쓰려면 턱을 많이 올려야 아래 부분을 통해 가까이 볼 수 있습니다. 현실에서는 계속 턱을 많이 들고 책을 보기 어렵고 가로선이 보여 보기 싫다는 문제가 있습니다. 이중초점안경이 싫으면 프리즘안

경을 시도할 수도 있습니다. 어린이의 생김새와 안경 쓰는 태도 등을 고려하여 안과 의사가 알려드릴 겁니다.

③ 이중초점안경/프리즘안경을 쓰기 어렵거나, 안경을 써도 내사시가 남은 경우 후봉합술(posterior fixation suture)이라는 특수한 수술을 할 수 있습니다. 후봉합술은 수술 후 시간이 흐르면 부족교정이 되기도 하고, 시간이 오래 흐르면 멀리 볼 때 외사시가 되기도 합니다. 안과 의사와 상담이 필요합니다.

🔍 내사시 관련 상담 사례

Q 아기가 7개월에 소아청소년과에 갔다가 사시기가 있다며 9개월에 안과를 가보라는 말을 듣고 만 9개월에 안과를 찾았습니다. 물체를 보는 데는 별 이상이 없는데, 오른쪽에 물체가 치우쳐 있으면 왼쪽 눈이 가운데로 몰립니다. 안과에선 왼쪽 눈이 15도가량 선천내사시라고 하며, 돌 무렵에 다시 와서 검사를 받고 수술을 하라고 합니다. 15도면 경미한 것이라는데 꼭 수술이 필요한지요? 저절로 치유되거나 교정하는 방법은 없는지 궁금합니다. 또 가족이 다음 달에 2~3년 동안 미국에 나가게 되어 수술을 한다면 만 3세 정도에나 가능한데 그땐 너무 늦는지요?

A 질문은 15도 선천내사시에서 수술이 필요할지, 수술 외 방법이 있을지, 3세 수술이 늦냐는 3가지입니다.

첫번째와 두번째 질문을 함께 답해드리면 15도라고 들으셨다는데 15프리즘디옵터를 쉽게 알려드리려고 그렇게 말씀하셨을 것으로 생각합니다. 15프리즘디옵터가 맞다면 프리즘안경으로 될지 확인해보는 게 필요합니다. 프리즘안경을 쓰고도 내사시가 남는다면 수술 외 다른 방법이 없습니다.

세번째 수술시기에 대해 말씀드리면 유아내사시는 아무리 늦어도 2세 이내에 수술하는 것이 바람직합니다. 유아내사시는 수술이 늦을수록 그 결과가 좋지 않은 경우가 많습니다. 단 원시로 인한 굴절조절내사시가 보통 2~3세경에 생기지만, 1세 미만에 생기는 경우가 있으므로, 조절마비굴절검사를 하여 원시 여부를 확인하고 원시가 어느 정도 이상이면 안경 교정부터 해야 합니다.

요약하면,

① 조절마비굴절검사를 하여 원시가 있으면 원시를 교정하고,

② 사시각이 작다면 프리즘안경을 시도해보고,

③ 그래도 사시가 남는다면 일찍 수술하시는 게 좋겠습니다.

Q 5개월인 쌍둥이 남자 아이들 눈이 약간 안쪽으로 몰려 있는 상태입니다. 쌍둥이라 발육이 다소 늦어 그런 것이라 생각도 들지만, 6개월이 되어가는 아이들이라 조기에 확실한 대처를 하고자 합니다. 아이들이 부모와 눈은 잘 맞추고 있으며 특별한 이상은 없는 것 같습니다. 태어나서 1~2개월까지 방 모서리 천정에 각기 두 개의 작은 전구를 켜 놓아 그런 것이 아닌가 하는 생각도 듭니다. 사시와 정상을 구별하는 요령과, 치료해야 한다면 어떻게 해야 하는지 알려주십시오.

A 우선 방 모서리 천정에 각기 두 개의 작은 전구를 켜놓아서 내사시가 생길 수는 없습니다.

생후 6개월 이내 눈이 안으로 몰려 있는 내사시를 유아내사시라고 합니다. 감별하여야 할 경우는

① 가성내사시: 피부가 코쪽 흰자를 덮어 내사시처럼 보이는 것입니다.

② 유아기에 생긴 굴절조절내사시: 원시와 관련된 굴절조절내사시는 보통 2~3세에 생기나 일찍 보일 수 있습니다. 조절마비굴절검사를 해야 원시가 있는지 알 수 있습니다.

유아내사시, 유아기에 생긴 굴절조절내사시, 가성내사시를 일반인이 구별한다는 것은 불가능합니다. 아기가 눈 앞 물체를 잘 보지 않거나, 검사에 협조가 어려우면 숙련된 안과 의사도 유아내사시를 가성내사시로 오진할 수 있습니다. 반드시 안과 진료를 받으셔야 합니다.

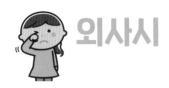 # 외사시

한 눈은 정면을 향하고 다른 눈은 바깥쪽으로 나간 상태를 외사시라고 합니다. 외사시는 한 눈이 항상 밖으로 나가 있는 항상외사시와 가끔 외사시가 되는 간헐외사시가 있는데, 그 중 간헐외사시가 대부분입니다. 간헐외사시는 졸리거나 피곤할 때, 열 나거나 아플 때, 울 때 가끔 한 눈이 밖으로 나갑니다. 햇빛에 나가면 한 눈을 찡그리는 특징적인 모습을 보이기도 합니다. 간헐외사시는 유아내사시처럼 일찍 사시가 되지 않으므로 양안시가 더 좋습니다. 굴절이상이 있으면 안경 쓰고, 한 눈씩 가리면서 좋아지기도 합니다. 그러나 결국 가림을 중단하면 심해지고, 나이 들면서 심해져서 수술이 필요한 경우가 많습니다. 반면 항상외사시는 유아내사시처럼 조기에 수술이 필요한 경우가 많습니다.

🔍 외사시에 대해 알아볼까요?

항상외사시보다는 간헐외사시가 많습니다
간헐외사시는 눈이 한쪽으로 돌아나가는 것이 항상 나타나지 않고, 멍할 때, 아침에 막 일어났을 때, 졸리거나 피곤할 때, 열이 나거나 아플 때 외사시가 나타납니다.

간헐외사시는 대부분 양안시가 좋습니다
외사시가 생기는 시기는 대부분 2~3세 이후이며, 가끔 외사시가 되는 간헐외사시가 많습니다. 그러므로 유아내사시와는 달리 양안시가 좋습니다.

유아기에 항상외사시라면 조기수술이 필요합니다

유아기에 항상외사시인 유아외사시는 유아내사시와 같이 양안시가 발달할 수 없는 상황이므로 조기에 수술이 필요합니다.

햇빛에 나가면 한 눈을 찡그리기도 합니다

아직 명확한 이유는 모르지만 외사시 어린이가 종종 햇빛에 나가면 한 눈을 찡그립니다. 간혹 물체가 두 개로 보이는 복시를 호소하거나 눈모음부족형 외사시의 경우 책을 오래 읽는 등 근거리 작업을 오래 하면 피로를 느낄 수도 있습니다.

간헐외사시 치료는 수술과 수술 아닌 방법이 있습니다

근본적인 치료는 수술이지만 수술이 아닌 방법으로 안경과 가림이 있습니다. 근시·난시·원시 등의 굴절이상이 어느 정도 있으면 안경부터 써봅니다. 가림법은 안대로 눈을 하루에 2~4시간씩 가려주는 방법입니다. 우세안(주로 쓰는 눈)을 매일 2~4시간 가리기도 하고, 매일 교대로 한 눈씩 번갈아 2~4시간 가리기도 합니다. 이 방법으로 외사시의 정도나 횟수가 좋아지는 경우도 있습니다. 이 방법의 장점은 수술을 하지 않거나 수술 시기를 늦출 수도 있다는 것입니다. 이 방법의 문제점은 가림만으로 좋아지지 않는 경우도 있고, 좋아져도 가림을 중단하면 다시 사시가 심해져서 결국 수술을 하는 경우가 많다는 것입니다. 우리나라 보험공단에서는 만 10세가 넘으면 보험처리를 해주지 않습니다. 그러므로 장단점을 잘 생각하셔야 하겠습니다.

수술이 필요한 시기는 다음과 같습니다

간헐외사시의 수술 시기의 결정은 수술자마다 약간의 차이가 있으나, 보통 비수술적인 치료에도 불구하고 외사시가 지속될 경우, 눈이 밖으로 나가 있는 시간이 전체 깨어 있는 시간의 50% 이상인 경우, 안과 검사상 억제 기전이 나타나는 경우, 입체시가 나빠지는 경우, 사시각이 증가하는 경우, 눈의 피로가 극히 심한 경우, 외관상 좋지 않은 경우 등에서 수술을 고려합니다.

수술 후에도 안경을 써야 합니다

수술로 굴절이상이나 약시가 치료되는 것은 아니므로, 수술 후 안경은 계속 쓰는 경우가 대부분이고 약시 치료도 계속 해야 합니다.

사시 수술은 꺼내서 수술하는 것이 아닙니다

눈을 덮고 있는 결막에 조그만 절개를 가하고 이를 통해 눈 근육을 수술합니다. 마취는 대개 전신마취로 하지만 어른은 국소마취로 할 수도 있습니다. 다른 수술과 마찬가지로 사시 수술은 위험(전신마취 위험, 과교정, 부족교정, 재발, 감염, 출혈, 흉터 등)이 있습니다.

외사시 수술 후 둘로 보일 수 있습니다

외사시 수술 직후 내사시가 되어 물체가 둘로 보일 수 있습니다. 이렇게 외사시 수술 직후 내사시가 되어야, 장기적으로 외사시로 재발되는 경우가 적어 좋기도 합니다. 교대로 가리거나 프리즘안경을 쓰면서 시간이 지나면 대부분 내사시가 줄어듭니다.

외사시는 재발이 많습니다

사시각이 워낙 크면 2번 이상 수술이 필요할 수 있습니다. 재발하는 시기는 사람마다 다릅니다. 짧으면 몇 달, 길면 10여 년이 지나 재발하기도 합니다. 이렇게 시간이 흐르면서 달라질 수 있으므로, 수술 후에도 정기적인 안과 검진이 필요합니다. 즉 수술도 중요하지만 수술 후 관리도 그 못지않게 중요합니다.

🔍 외사시 관련 상담 사례

Q 제 딸아이가 7개월이 지났는데, 제가 얼굴을 이리저리 움직이거나 물건을 집거나 눈앞에 손가락을 대면 눈동자가 따라오지 않는 것 같고 병원에서는 외사시라는 말만을 들었습니다.

A 생후 7개월인데 각각의 눈으로 물체를 잘 따라보지 못한다면 안과 검진이 필요합니다. 병원에서 외사시라고 들으셨다면 자세한 안과 검진을 이미 받으셨을 것입니다. 외사시는 다른 안과 이상과 동반되어 나타날 수 있으므로, 눈에 조절마비제를 점안하고 안저검사와 굴절검사를 합니다. 혹시 아직 받지 않았다면 받아보시는 것이 좋겠습니다. 굴절 이상이 심하여 잘 따라보지 못할 수도 있지만 아기들은 자기가 관심 가지 않는 물건은 잘 따라보지 않습니다. 아기들은 엄마 얼굴에 가장 관심을 가지는 것으로 알려져 있습니다. 그러므로 엄마가 얼굴을 이리저리 움직이는데도 아기가 따라보지 않는다면 이는 심각한 문제일 수 있습니다. 저의 경험으로 아기들이 흥미를 느껴 잘 보는 물체 중 하나는 우유병입니다. 분유를 먹는 아기들은 일단 우유병을 흔들어서 소리를 내면 거의 대부분 쳐다봅니다. 아기가 쳐다본 이후에는 소리를 내지 말고 우유병만을 움직여보아야 합니다. 왜냐하면 소리를 따라 눈을 움직일 수 있기 때문입니다. 즉 소리 나는 물체로 아기의 관심을 끈 다음 소리를 내지 말고 물체를 움직여서 따라보기를 하는지 살펴보아야 합니다. 주의해야 할 것은 한 눈씩 가리고 각각의 눈이 주시를 하고 따라보기를 하는지 확인해야 합니다. 한 눈만 잘 보여도 두 눈 뜨고 잘 보므로, 두 눈으로 잘 본다고 각각의 눈으로 잘 보는 것은 아닐 수 있습니다.

Q 4살 된 저희 딸이 1년 전에는 간헐적인 외사시였는데, 지금은 빈번하게 외사시가 보입니다. 수술을 빨리 하는 것이 좋을지 선생님 의견 부탁드립니다.

A 외사시 수술 시기는 의사마다 다를 수 있으나 의사가 아닌 부모 눈

에도 빈번히 보일 정도면 수술이 필요할 정도로 심한 외사시일 가능성이 높습니다. 모르면 어쩔 수 없지만 알면서 병을 키울 필요는 없겠습니다.

Q 저희 딸아이는 한 눈이 바깥쪽으로 치우쳐 있는데 항상 그런 것은 아닙니다. 어떤 때는 아무 이상이 없다가 가끔씩 사시 현상이 나타납니다. 사시 때문에 시력이 나빠진다고 하던데 사실인지요? 사실이라면 수술하기 전까지 어떤 치료를 받아야 하는지 궁금합니다.

A 따님은 가끔 외사시가 되는 간헐외사시로 생각됩니다. 간헐외사시에서 항상 밖으로 돌아나가는 눈이 정해져 있다면 그 눈에 약시가 생길 가능성이 있습니다. 사시인 눈을 덜 써서 시력이 떨어진 경우를 사시약시라고 합니다. 그러나 두 눈이 번갈아 나간다면 굴절부등(두 눈의 굴절이상이 다른 경우)이 있지 않는 한 약시가 되는 일은 드뭅니다.

우선 안과에서 조절마비굴절검사를 하여 굴절이상이 있는지 확인합니다. 굴절이상이 있으면 안경을 씌우고, 약시가 있다면 좋은 눈을 가려봅니다. 굴절부등도 없고 약시도 없다면 사시 때문에 시력이 나빠지는 것이 아니고, 부모 중 근시가 있어 근시가 4~5세부터 생기기 때문입니다. 즉 사시와 별개로 근시가 부모로부터 유전됩니다.

Q 우리 아이는 현재 간헐외사시로 판명되었고, 수술을 받으라고 의사 선생님이 말씀하셨습니다. 궁금한 것은 수술 시기가 문제인 것 같은데, 약시도 있다고 합니다. 이제 4살인데 한 눈을 가리는 약시 치료를 집에서 좀더 하고 수술을 해야 되는지, 아니면 지금 수술을 하고 나서 약시 치료를 해야 되는지 궁금합니다. 참고로 말씀드리면 현재 약시 치료를 하고는 있으나 많이는 못하고 있습니다.

A 약시가 있으면 우선 가려서 약시인 눈의 시력을 좋은 쪽 눈과 비슷한 정도로 올려야 합니다. 두 눈 시력이 같아진 후에도 사시가 지속되면 수술합니다. 즉 순서가 약시 치료 먼저, 사시 수술 나중입니다. 그 이유

수술 없이 사시가 좋아지는 경우

- 원시와 관련된 굴절조절내사시는 원시 안경을 쓰면 눈이 똑바로 되므로 수술이 필요 없을 수 있습니다.
- 고AC/A비내사시는 위와 아래가 도수가 다른 이중초점안경을 쓰면 교정될 수 있습니다.
- 근시 안경은 눈을 모아주는 효과가 있습니다. 근시가 있는 외사시에서 근시 안경을 쓰기 시작하면 외사시 횟수도 줄고 외사시 정도도 줄어드는 경우가 있습니다.
- 사시각이 작은 내사시는 프리즘안경을 쓰면 안경을 쓴 상태에서는 두 눈이 바르게 정렬될 수 있습니다.
- 안대로 눈을 가리면서 사시가 좋아지는 경우는 아래 두 가지 정도가 있습니다.
  ① 외사시에서 하루에 2~4시간씩 눈을 가려주는 부분 가림을 하면서 줄어드는 경우도 있습니다. 그러나 이때는 가림을 중단하면 다시 외사시가 많이 보입니다.
  ② 약시가 있으면서 사시가 이차적으로 생긴 경우 약시인 눈을 가리면서 약시인 눈의 시력이 좋아지면 사시각이 줄거나 사시에서 사위로 되는 수가 있습니다.
- 이상의 비수술적인 치료에도 불구하고 사시가 계속되면 수술이 필요합니다. 수술의 결정은 각각의 경우마다 다르므로 직접 아이를 진찰한 안과 의사의 권고대로 하시면 됩니다.

는 약시인 눈 시력이 좋아진 후 사시가 같이 좋아지는 경우가 있기 때문입니다.

지금 약시 치료를 제대로 안 하시면 약시도 남고, 사시 수술도 결정할 수 없어, 수술이 계속 미뤄지고… 약시와 사시 모두 제대로 치료되기 힘듭니다. 그러므로 우선 약시의 가림치료를 철저히 하여 시력을 올려야 합니다.

Q 아이가 간헐성 외사시로 진단받고 한 눈 가림치료를 약 1년간에 걸쳐 시행한 결과 당시 많이 회복되었으나, 의사 선생님께서 학교에 들어가기 전에 수술을 고려하는 것이 좋겠다고 하셨습니다. 그리고 한 눈 가림을 중단하고 추후의 변화 과정을 지켜보자고 하셨는데, 저는 그 후로도 아이가 TV나 컴퓨터 등을 집중해서 볼 때면 계속해서 안대를 착용하게 했습니다. 그런데 6개월 정도 지나면서부터 아이에게 다시 사시 성향이 느껴지기 시작했고, 진찰 결과 의사 선생님이 사시각이 조금 더

커지고 빈도가 높아져서 수술을 받는 것이 좋겠다고 하셨습니다. 지금 이 상황에서 수술하는 것이 좋을까요? 아니면 다시 한 눈 가림치료를 해보고 나서 수술을 하는 것이 좋을까요? 서는 ㄱ 전에 아이가 사시각이 큰 상태에서 한 눈 가림치료로 많이 호전되는 것을 보았기 때문에 다시 한번 한 눈 가림치료를 받고 수술했으면 하는 마음입니다. 선생님의 의견을 부탁드립니다.

A 간헐외사시는 저절로 좋아지는 경우는 매우 드물고, 보통 그대로 있거나 심해집니다. 간헐외사시 어린이 중 일부에서는 가리면 사시 상태가 많이 좋아지기도 합니다. 다음을 고려해 결정하시면 좋을 것 같습니다.

- 가려서 좋아지더라도 외사시가 아예 없어지거나 치료되는 것은 아니라서 계속 가려야 합니다. 평생 가릴 수 있을지요? 과도한 학업으로 늘 바쁜 우리나라 어린이가 계속 가리는 시간을 확보하는 것이 그리 쉽지 않습니다. 또 어른이 되어 어떻게 평생 가리겠습니까?

- 의료보험공단은 만 10세 생일부터는 사시 수술에 보험을 적용해주지 않습니다. 보험 적용과 아닌 경우는 많으면 거의 10배 이상 차이가 납니다. 보험료 꼬박 꼬박 내고, 굳이 보험 안 될 때 수술하는 게 바람직할지요? 의료보험이 안 되면 실비보험에서도 안 해주는 경우가 많습니다.

- 외사시는 재발이 많아 2~3번 수술하기도 합니다. 바로 재발하기도 하지만 몇 년 지나 재발하기도 해서 그런 상황을 가정하면 늦어도 만 6세경에는 수술을 시작하는 것이 10세 전에 수술을 끝낼 수 있을 가능성이 높습니다.

- 결국 더 이상 가리기가 힘들어 수술을 결심했을 때는 보험으로 수술을 받을 수 없고, 또 사시로 인해서 아이가 이미 크고 작은 상처를 경험한 후일 수 있다는 점을 고려하시면 좋겠습니다.

제 9 장

결막

질 환

이 장에서는 결막염(유행결막염, 알레르기결막염)과 결막하출혈에 대해 알아봅니다.

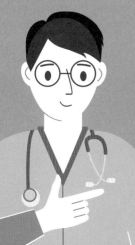

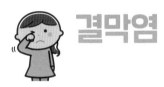

결막염

결막이 정상일 때는 투명해서 마치 없는 것같이 보이지만, 결막염에서는 빨갛게 충혈됩니다. 눈이 붉게 충혈되면 보통 눈병이라고 하는데, 정확한 이름은 결막염입니다. 결막염에 걸리면 충혈 외에도 결막과 눈꺼풀이 붓고, 눈곱이 많이 끼며, 눈 속에 뭐가 든 것 같은 이물감이 생기고, 눈물이 많이 나고, 가렵고, 빛을 보면 눈이 많이 부실 수 있습니다. 결막염의 종류에는 세균결막염, 바이러스결막염, 알레르기결막염, 신생아결막염 등이 있습니다.

결막염이란?

결막염은 결막에 생긴 염증입니다

결막은 안구의 가장 바깥에서 외부와 접하고 있는 아주 얇고 투명한 막입니다. 우리 눈을 보면 검은동자의 양 옆으로 희게 보이는 부분(흰자위)이 있는데, 이 부분이 공막입니다. 이 공막 위를 다시 투명한 얇은 막인 결막이 덮고 있습니다. 좀더 쉽게 말하면 공막은 눈을 둘러싸고 있는 비교적 두꺼운 껍질과 같은 것이고, 다시 그 위를 덮어 보호하는 역할을 하는 것이 결막입니다. 결막은 또한 윗눈꺼풀과 아랫눈꺼풀을 싸고 있기도 합니다. 즉 검은동자 양 옆의 흰 부분을 덮은 막과 눈꺼풀을 젖혀서 보이는 약간 선홍색의 부분을 덮고 있는 막입니다. 안구와 눈꺼풀을 결합(結合)하는 막이라고 해서 결막(結膜)이라고 합니다. 이 결막에 염증이 생긴 것이 결막염입니다.

🔍 결막염의 원인

감염에 의한 경우

결막은 가장 밖으로 노출된 부분이므로 박테리아, 바이러스, 클라미디아, 진균(곰팡이) 등에 의해 쉽게 감염될 수 있습니다.

콘택트렌즈를 낀 경우

콘택트렌즈는 눈에 안전한 재질로 만들어지긴 했지만 이물질임에는 틀림없고, 염증이 잘 생길 수 있습니다.

눈이 다 감기지 않아 결막이 노출된 경우

'눈꺼풀처짐'(안검하수)이라고 눈꺼풀이 아래로 내려와 처진 질환이 있는데, 눈꺼풀을 들어올리는 수술을 받고 나면 결막이 노출되어 결막염이 생길 수 있습니다. 갑상샘질환이나 안면신경이 마비된 경우, 눈이 다 감기지 않아 결막이 노출되어 이차적으로 염증이 생길 수 있습니다. 눈썹이 결막에 닿아 자극되어 염증이 생길 수 있습니다.

결막염이 너무 오래가면?

결막염은 보통 짧으면 2~3일이지만, 길면 4주 정도 지속되기도 합니다. 잘 낫지 않고 오래되면 만성 결막염이라고 합니다. 대표적인 만성 결막염이 알레르기결막염입니다. 알레르기에 의한 경우는 알레르기를 유발시키는 물질이 있는 한 계속되며 해마다 재발하기도 합니다. 이는 마치 감기가 계속 오래 낫지 않는 경우 알레르기로 인한 상기도염이 아닌가 의심해보는 것과 마찬가지입니다. 낫지 않고 오래 지속되는 결막염의 경우 알레르기결막염을 의심할 수 있습니다.

🔍 결막염의 증상

결막염의 일반적인 증상

결막에 염증이 생기면 눈이 충혈되고, 결막과 눈꺼풀이 붓고, 눈곱이 많이 끼며, 눈 속에 뭐가 든 것 같은 이물감이 생기고, 눈물이 많이 나고, 가렵고, 빛을 보면 눈이 많이 부실 수 있습니다.

유행각결막염일 경우

각막까지 염증이 생기면 뿌옇게 보이면서, 눈이 시리고, 눈물이 나고, 아픕니다. 또한 귀 앞쪽과 턱 밑의 림프샘이 커지기도 합니다.

눈곱이 자꾸 끼는 경우

결막염이 원인인 경우가 가장 많지만 각막에 염증이 생겨도 눈곱이 낄 수 있고 각막염은 빨리 치료하지 않으면 시력을 잃을 수 있습니다. 또 눈물길에 염증이 생겨도 눈곱이 낄 수 있습니다.

눈곱이 없어도 결막염일 수 있습니다

만성 결막염, 특히 만성적인 알레르기결막염에서는 눈곱 없이 결막에 염증만 있을 수 있습니다. 그러나 눈이 충혈되는데 눈곱은 없다면, 결막염이 아닌 다른 질환이 아닌지 반드시 안과에서 확인하셔야 합니다.

손 자주 씻고, 눈 비비지 말고!
눈을 자주 비비면 손에 묻은 병균이 눈에 염증을 일으킬 수 있습니다. 알레르기로 눈이 가려워 자주 비비면 손에 있던 바이러스 때문에 바이러스 결막염에 걸릴 수 있습니다. 늘 눈 만지기 전에 손을 씻어야 합니다.

🔍 결막염의 종류와 특징

세균결막염

보통 세균은 박테리아를 의미하며, 세균결막염은 결막이 박테리아에 감염된 경우입니다. 눈이 충혈되고 부으면서 약간 끈적거리는 느낌의 눈곱이 많이 나옵니다. 아침에 자고 일어나면 눈곱 때문에 눈이 붙어서 잘 떠지지 않을 수도 있습니다. 바이러스결막염과 달리, 세균결막염은 항생제 점안약을 넣으면 곧 좋아지는 경우가 많습니다.

바이러스결막염

바이러스결막염은 여러 종류의 바이러스에 의한 감염인데, 감기 같은 전신감염에 이차적으로 생길 수 있습니다. 즉 감기는 바이러스가 상기도에 가서 상기도염을 일으킨 것이고, 이 바이러스가 눈의 결막에 가면 결막염이 됩니다. 어린이에서는 감기와 동시에, 또는 감기 전후에 바이러스결막염이 잘 생깁니다. 바이러스결막염도 눈곱이 많습니다.
세균결막염과 바이러스결막염은 구별하기 어렵습니다.

신생아 클라미디아 결막염이란?

클라미디아란 '클라미디아 트라코마티스'란 균에 의해 생기는 성병을 총칭합니다. 이 균은 일반적으로 점막을 공격하며, 요도, 자궁경부, 인두, 구강점막, 결막 등을 침범합니다. 신생아 클라미디아 결막염은 분만 중 산도에 있던 클라미디아에 감염되어 걸립니다. 생후 5~10일쯤 결막이 붓고 하얀 눈곱이 끼며 눈물이 나오면 클라미디아 결막염을 의심해볼 필요가 있습니다.

임균 결막염이란?

분만 시 산도를 통과하면서 질 내 여러 가지 균에 의해 감염되어 눈곱이 생기는 결막염 증상이 나타날 수 있습니다. 산도 내 균 중에서 임균에 의한 결막염은 신생아결막염 중 가장 무서운 결막염입니다. 삽시간에 눈곱이 눈을 못 뜰 정도로 많아지고, 안검부종과 결막충혈이 나타나면서, 각막염까지 생겨 실명할 수 있습니다.

알레르기결막염

알레르기가 있을 때도 결막염이 생길 수 있습니다. 알레르기결막염은 가려운 것이 특징입니다. 종종 흰자위가 너무 많이 부어 풍선같이 부풀어 눈 밖으로 나오기도 합니다. 그것이 바로 알레르기 반응입니다. 종종 놀란 어머니들이 아이를 데리고 응급실로 달려오십니다.

신생아결막염

출생 후 한 달 이내 신생아에게 생기는 모든 결막염을 말합니다. 그 중 임균 결막염은 즉시 치료하지 않으면 각막궤양이 생겨 실명할 수 있습니다. 신생아 클라미디아 결막염은 덜 파괴적이지만 치료하지 않으면 수개월간 지속될 수 있고 폐렴을 일으킬 수도 있습니다. 다른 원인균으로는 포도알균, 폐렴사슬알균, 헤모필루스, 단순포진바이러스 등이 있습니다. 모든 신생아 눈염증의 경우 결막과 분비물을 채취하여 배양검사를 해야 합니다.

진단을 위해 증상이 나타난 기간을 알아두는 것이 도움이 됩니다. 임균으로 인한 잠복기는 2~3일이며, 단순포진바이러스(제2형) 각결막염도 2~3일, 클라미디아는 5~12일이지만, 절대적인 것은 아닙니다.

신생아 눈염증은 예방이 가장 중요합니다. 출생 직후 신생아 결막에 1% 질산은 용액을 점안하는 것이 임균 결막염의 예방에는 좋지만 클라미디아나 단순포진바이러스 결막염에는 효과가 없기 때문에 현재는 거의 사용하지 않습니다. 대신 1% 테트라사이클린과 0.5% 에리트로마이신 눈연고를 사용합니다. 치료는 분비물 또는 결막에 대한 배양검사 후에 적절한 항생제를 사용합니다.

신생아의 예방적 안약 투여

산부인과에서는 아기를 출산한 후 일반적으로 예방적 목적으로 안약을 투여합니다. 조산원에서 출산하고 안약을 투여하지 않은 경우 안약 투여 여부에 대해서 안과 의사나 소아청소년과 의사와 상의해야 합니다.

🔍 결막염에 걸렸을 때 유의사항

억지로 눈곱을 떼지 마십시오

결막염에 걸리면 눈곱 때문에 눈이 붙을 수도 있습니다. 이때는 식염수를 거즈에 묻혀서 눈곱을 떼든지 아니면 따뜻한 물수건을 눈 위에 살짝 덮어 눈곱을 녹인 다음 떼는 것이 좋습니다.

음식을 제한할 필요는 없습니다

결막염에 걸렸을 때 술 외에 특별히 먹으면 안 되는 음식은 없습니다. 닭고기나 돼지고기 등 기름기 있는 음식을 먹으면 안 된다는 것은 전혀 입증된 바 없는 이야기입니다.

전염에 주의해야 합니다

박테리아, 바이러스, 클라미디아, 진균(곰팡이) 등에 의해 감염되어 생긴 결막염은 옮을 수 있습니다. 눈곱, 눈물 등을 통하여 감염됩니다. 세수하고 수건으로 얼굴을 닦으면 거기에 눈곱이나 눈물 등이 묻을 수 있고, 그 수건으로 다른 사람이 얼굴을 닦으면 바로 옮을 수 있습니다. 그뿐 아니라 결막염이 있으면 눈이 불편하니까 자꾸 만지게 되는데, 그러면 손에 박테리아나 바이러스 등이 묻게 되고, 그 손을 씻지 않고 여기저기 만지고 다니면 박테리아나 바이러스를 퍼뜨리고 다니는 것입니다. 그 손으로 다른 사람에게 물건을 주고, 그 물건을 다른 사람이 손으로 잡고, 그 손으로 눈을 만지면 옮을 수 있습니다.

익상편(翼狀片)이란?

결막의 퇴행성 변화에 따른 질환으로 흔히 '백태'가 낀다고 표현하기도 합니다. 날개 모양으로 분홍색 군살이 흰자위로부터 검은자위로 서서히 자라들어갑니다. 대부분 코쪽 흰자위에서 생기기 시작하나 귀쪽 결막에 생기기도 합니다. 간혹 백내장으로 오인하는 분들도 있는데, 백내장은 수정체가 뿌옇게 되는 경우로서 그냥 봐서 알기는 힘듭니다.

익상편은 안구 표면에 막이 덮이는 것으로 그냥 보입니다. 원인은 자외선, 건조한 기후, 바람 등에 오랫동안 노출되었을 때 나타나는 것으로 알려져 있습니다. 초기에는 아무런 증상이 없는 경우가 대부분이나, 점차 익상편이 자라면서 이물감이 느껴지고, 눈이 따끔거리며, 시리고, 눈물이 자주 흐릅니다. 눈이 자주 충혈되고, 익상편이 검은자위까지 자라면 난시가 생겨 시력이 떨어질 수 있습니다. 크기가 크지 않을 때는 그냥 지켜보고, 크기가 커져 시력 장애를 일으킬 가능성이 있는 경우에는 수술로 없앱니다.

쳐다보는 것만으로는 옮지 않습니다

결막염 환자를 쳐다본다고 결막염이 옮는 것은 아닙니다. 손을 통해서나 수건, 문손잡이 등을 통해서 접촉을 할 때만 옮습니다. 결막염 환자를 쳐다만 보아도 결막염이 옮는다면 안과 의사는 항상 결막염을 앓아야 할 텐데, 그렇지 않지요.

안약을 잘못 넣으면 안 됩니다

이것은 아주 중요한 문제입니다. 눈이 충혈되면 일단 아무 약이나 사서 넣으시는 분들, 조심하십시오. 안약 중 상당수에는 스테로이드가 포함되어 있습니다. 스테로이드가 든 약을 오래 넣으면 아주 큰 병인 백내장, 녹내장, 각막궤양 등이 생길 수 있습니다. 실제로 그저 아무 안약이나 눈에 계속 넣고 있다가 녹내장 말기까지 진행하여 시력을 잃는 사람도 많습니다. 눈이 충혈된 경우 혈관을 수축시키는 약물을 약국에서 쉽게 구할 수 있습니다. 이런 약은 단기간 쓰면 충혈이 덜 되지만 오래 쓰면 눈에 문제가 될 수 있습니다. 눈이 충혈되었다고 아무 약이나 마음대로 넣으시면 안 됩니다.

눈이 충혈되었다고 모두 결막염은 아닙니다

눈이 충혈되었을 때 가장 흔한 병은 결막염이지만, 중한 병으로는 포도막염, 각막염, 공막염, 상공막염도 있습니다. 그리고 기능적으로는 별 이상이 없지만 익상편이나 검열반이 있어도 눈이 충혈될 수 있습니다. 포도막염은 빨리 치료하지 않으면 시력을 잃을 수 있는 중한 병입니다. 익상편이나 검열반은 염증이 있지 않으면 안약을 넣을 필요가 없습니다. 결막염은 가벼운 결막염부터 심한 결막염, 그리고 눈에 이물질이 들어간 경우까지 그 원인이 다양합니다. 결막염 종류에 따라서 치료하는 약의 종류도 전혀 다른 경우가 많습니다. 안약은 결막염의 종류에 따라서 사용하는 것이 다르므로 정확한 진단 없이 안약을 사용하는 것은 좋지 않습니다.

눈을 씻는 것은 좋지 않습니다

눈물은 눈을 적시는 작용 외에도 향균 작용을 하기 때문에 눈을 씻어내는 것은 약이 되는 눈물을 씻어내는 결과가 됩니다. 따라서 눈에 이물이 들어갔거나 화학물질이 들어간 경우를 제외하고는 눈을 씻는 것은 좋지 않습니다.

식염수는 약이 아닙니다

아이가 눈병에 걸려서 눈이 충혈되거나 눈곱이 너무 많이 낄 때는 식염수를 사용하기보다는 병원에 가서 그 원인을 밝히는 것이 중요합니다. 어린 아기에게 식염수를 사용한다고 해서 문제가 생기는 것은 아니지만 식염수를 써야 할 이유도 없습니다. 눈물이 우리 눈을 잘 적셔서 보호하고 있는데 굳이 식염수를 눈에 넣을 필요는 없습니다. 그리고 만일 식염수가 오염된 경우라면 함부로 사용하다가 눈에 염증이 생길 수 있으므로 주의해야 합니다. 또 제약회사에서 만든 식염수는 처음에는 균이 없도록 처리되어 나오지만, 쓰면서 오염될 수 있습니다. 오염된 식염수를 모르고 눈에 넣는 것은 눈에 균을 심는 것과도 같습니다. 그러므로 별 도움이 안 되는 식염수를 눈에 자꾸 넣을 필요가 없겠습니다. 식염수는 약이 아닙니다.

세균배양검사, 꼭 해야 합니까?

바이러스결막염인지 세균결막염인지 구별하려면 해야 합니다. 안과에서 필요하다면 할 것입니다.

검열반이란?

흰사위 부분에 쌀알만 한 크기로 동그랗게 튀어 올라온 흰점(때로는 노란점)을 검열반이라고 합니다. 흔히 익상편과 혼동하기도 하는데, 익상편과는 달리 각막을 침범하지 않습니다. 주로 코쪽의 흰자위 부분에 많이 생기는데, 검열반 주위가 붉게 충혈 또는 출혈이 있는 경우에는 더욱 돋보이기도 합니다. 증세로는 충혈, 이물감, 눈부심 등이 있습니다. 정확한 원인은 아직 확실히 알려져 있지 않으며, 굳이 수술할 필요는 없습니다.

🔍 결막염을 예방하는 방법

손을 자주 씻어야 합니다

아무리 결막염 환자와 접촉해도 손으로 눈을 만지지 않으면 옮지 않습

결막염에 자주 걸리는 아이

• 일단 귀찮고 힘드시더라도 아이 눈에 이상이 생겼으면 안과를 방문해서 치료를 해주시는 것이 좋습니다. 성분이 어떤지도 모르고 아무 안약이나 넣는 것은 위험할 수 있습니다.

• 결막염에 자주 걸린다면 만성 결막염이 있는 것은 아닌지, 만성 결막염이라면 알레르기결막염은 아닌지 안과에서 검사를 받으셔야 합니다. 알레르기결막염에 쓰는 안약은 일반 결막염에 쓰는 안약과 다릅니다.

• 아이의 습관을 잘 살펴보세요. 눈을 잘 만진다든지, 손을 잘 안 씻는다든지, 아무것이나 함부로 만진다든지 하는 아이는 유행결막염이 잘 옮을 수 있습니다.

니다. 손으로 눈을 만지더라도, 손을 씻고 나서 만지면 옮을 수 없습니다.

눈곱과 충혈은 결막염의 신호

눈곱이 생기고 눈이 충혈되면 결막염이 시작되었다는 신호일 수 있으므로 일단 조심해야 합니다. 전염 가능성이 있기 때문에 청결한 위생상태를 유지하고 손을 깨끗이 씻는 것이 무엇보다 중요합니다.

유행결막염은 전염에 주의해야 합니다

유행결막염은 쉽게 전염되기 때문에 주위 사람에게 옮기지 않도록 주의해야 합니다. 발병 후 약 2주 동안은 특히 조심해야 합니다. 물건(수건, 컵 등)은 다른 사람이 같이 사용하지 말고, 모든 주변인은 눈을 만지지 말고 눈을 꼭 만져야 할 때에는 손을 씻고 만집니다. 환자는 눈을 만지면 반드시 흐르는 물에 손을 씻어야 합니다. 결막염이 유행하는 시기에는 수영장 등에서 전염될 수 있으므로 조심합니다.

결막이 다치지 않도록 해야 합니다

여러 가지 이유로 눈이 상처를 입으면 가장 바깥 부분의 보호막인 결막이 다칠 수 있습니다. 아이는 외상에 의해 결막을 다치는 일이 많습니다. 놀다가 옆의 아이 손톱에 긁히거나, 책을 넘기다가 종이에 긁히거나, 먼지바람이 불어 눈에 티가 들어왔는데 그 상태에서 그대로 눈을 비벼 긁히면 결막에 상처가 생길 수 있습니다. 결막에 상처가 나고 이차적으로 세균에 감염되면 결막염이 생길 수 있습니다. 눈을 만질 때는 깨끗이 손을 씻고 만지도록 교육하는 것이 좋습니다.

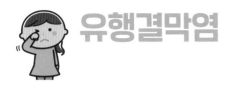# 유행결막염

유행결막염이란 말 그대로 유행을 일으킬 정도로 쉽게 전염되는 결막염으로 대부분 바이러스에 의해 감염되어 생깁니다. 바이러스에 의한 감기가 유행하는 것과 마찬가지로 바이러스에 의한 결막염도 쉽게 전염되어 유행할 수 있습니다. 원인이 되는 바이러스 종류에 따라 유행각결막염, 급성출혈결막염(일명 아폴로눈병), 인후결막염으로 나눌 수 있습니다.

🔍 유행결막염이란?

유행결막염의 증상과 예방

대부분 여름철에 유행하지만 계절에 관계없이 생길 수 있습니다. 충혈, 눈물, 이물감, 눈곱, 눈꺼풀과 결막 부종 등이 나타날 수 있습니다.

대부분의 유행결막염은 바이러스결막염입니다

결막염 중 가장 흔한 것이 바이러스결막염인데, 바이러스에 대해 특이하게 잘 듣는 약은 없습니다. 따라서 바이러스결막염은 세균결막염보다 오래갑니다. 안과에서 처방하는 약은 항생제인데, 대개 바이러스결막염에 이차적으로 세균결막염이 생길 수 있으므로 항생제를 처방하는 것입니다. 이 경우 항생제 자체가 바이러스를 치료하는 것이 아니고 세균(박테리아)의 이차 감염을 막는 것뿐입니다. 약을 넣자마자 좋아졌다면 세균결막염이거나 아니면 바이러스결막염이 거의 다 나아갈 시기였을 것입니다.

항생제 치료는 필요합니다

유행결막염은 바이러스에 의해 생겼지만, 유행결막염에 걸리면 평소보다 세균감염의 위험성이 증가하므로 항생제 치료는 필요합니다.

자가진단은 금물입니다

급성출혈결막염은 1~2주, 유행결막염은 2~4주 이내에 특별한 합병증 없이 치료됩니다. 그러나 세균, 곰팡이, 헤르페스 바이러스 등에 의한 각막염이나 포도막염 등과 같이 눈에 심각한 합병증 및 후유증을 초래하는 질환도 유행결막염과 비슷한 증상으로 나타날 수 있는데, 이 경우 조기에 적절한 치료를 받지 않으면 실명을 초래할 수 있습니다. 따라서 유행결막염으로 생각되는 경우에도 반드시 안과 진료를 받아야 합니다.

결막염 치료에는 일정 시간이 필요합니다

결막염이 생기면 치료를 하더라도 회복되는 데 대개 2주 정도 걸립니다. 1주 정도 치료 후 낮지 않는다고 다른 병원을 찾는데, 시간이 지나야 낮습니다.

안대는 되도록 하지 않는 것이 좋습니다

외관상 보기 싫어서 안대를 착용하는 경우가 있는데, 다른 문제가 생길 수 있으므로 되도록 사용하지 않는 것이 좋습니다.

안약, 임의로 사용하면 안 됩니다

결막염은 대개 2~3주가 지나면 자연치유가 되지만 가볍게 생각하고 안과 전문의의 처방 없이 무분별하게 안약을 오남용하면 병을 악화시킬 수 있으며, 자칫 각막궤양 같은 심한 합병증으로 시력까지 잃을 수 있습니다. 따라서 안과 전문의의 진찰과 증상에 맞는 적절한 치료가 반드시 필요합니다.

경과를 짧게 하는 뾰족한 방법은 없습니다

바이러스 약제가 없어 바이러스결막염 경과를 짧게 하는 뾰족한 방법은 없습니다.

유행결막염의 전염 경로

유행결막염이 전염되는 경로는, 환자가 눈을 비벼 눈물이나 눈곱에 있는 바이러스를 손에 묻히고, 이 손으로 물건을 잡아 바이러스를 묻히고, 이 물건을 다른 사람이 다시 만져서 손에 바이러스를 묻힌 후, 그 손으로 눈을 만지면 옮을 수 있습니다. 예를 들면 결막염 환자가 오염된 손으로 잡은 문고리를 다른 누군가가 잡은 다음 그 손으로 눈을 만지게 되면 옮을 수 있습니다. 술잔을 받아 마신 후 눈을 만져도 옮을 수 있습니다. 환자가 눈을 닦은 세수수건으로 얼굴을 닦는다면 역시 옮을 수 있습니다.

유행결막염 예방법

예방은 환자와 격리되면 가장 쉽습니다. 그러나 같이 있어도 손으로 본인 눈을 만지지 않으면 옮지 않습니다. 눈이 가려워서 만지고 싶으면 반드시 손을 깨끗이 씻고 만지거나 아니면 화장지를 뽑아서 화장지로 눈을 만집니다. 환자와 눈을 마주친다고 옮지 않습니다. 환자가 자신의 눈을 만지면 바로 손을 씻고, 주위 사람도 마찬가지로 수시로 손을 씻고 자신의 눈 근처를 만지지만 않으면 옮지 않습니다. 많은 분들이 쳐다보면 옮는다고 생각하는데, 세상에 쳐다보기만 해서 감염되는 병은 없습니다. 상사병이라면 모르겠지만요. 만일 쳐다보기만 해도 결막염(눈병)이 옮는다면 안과 의사는 1년 내내 결막염에 걸려 있어야 할 것입니다. 그렇지는 않지요. 결막염에 걸리면 눈이 가렵고 불편하니까 자주 만지게 되는데, 그 상태에서 손을 씻지 않으면 바이러스를 사방에 묻히고 다니는 것이나 마찬가지입니다. 눈을 만지고 바로 손을 씻는 어린이는 아주 드물기 때문에 어린이가 결막염에 걸리면 가족 모두 자신의 눈을 절

유행결막염 상담 사례

Q. 10일 전 아기 이모가 눈이 빨갛게 되고 눈곱이 많이 나는 눈병이 있었는데, 이모랑 일주일 정도 한 집에서 지냈습니다. 그때는 괜찮다가 어제부터 아기의 오른쪽 눈이 빨갛게 되는 거예요. 병원에 갔더니 유행결막염이라고 하는데 아기의 시력 형성에 나쁜 영향은 없는지, 그리고 빨리 낫게 하는 집에서 할 수 있는 일은 없는지요? 그리고 제가 라식수술을 한 지 한 달이 안 되었는데 저에게도 감염이 될 수 있는지, 어떻게 하면 감염되지 않을 수 있는지 가르쳐주세요.

A. 유행각결막염은 잠복기가 약 일주일 정도이므로 환자와 접촉한 후 일주일 정도 후에 증상이 나타납니다. 심한 경우 결막염이 각막에까지 번져서 각막염이 생기면 통증이 매우 심해지고 물체가 뿌옇게 보이면서 시력이 떨어집니다. 대개 한 눈에 먼저 증상이 나타나고 며칠 지나면 반대쪽 눈에도 증세가 나타납니다. 회복은 대부분 2~4주 정도 걸립니다. 즉 1~2주일 동안 결막염이 점점 심해지다가 다음 1~2주일간 점차 좋아지는 경과를 밟습니다. 빨리 낫게 하는 방법은 없습니다. 누구에게나 전염될 수 있습니다. 눈을 만지기 전 손을 씻으면 감염을 피할 수 있습니다.

대로 만지지 말고 자주 손을 씻어야 합니다. 어린이들은 어른처럼 조심하기가 힘들기 때문에 쉽게 전염됩니다.

🔍 유행각결막염이란?

유행각결막염이란?

유행각결막염은 유행결막염 중 가장 흔한 것으로서 안과 의사들은 줄여서 EKC(epidemic kerato-conjunctivitis)라고 부릅니다. 유행각결막염은 이름을 보시면 아시겠지만 특징적으로 각막염으로까지 진행하는 경우가 많습니다. 각막염까지 진행되면 아프면서 물체가 뿌옇게 보입니다. 각막염이 심해지면 염증 부분이 하얗게 변하는데, 이를 상피하혼탁이라고 합니다. 이 상피하혼탁은 수년간 지속되기도 합니다. 다 나은 후에도 각막에 흉터가 약간 남아서 시력이 좀 떨어지지만, 몇 달 지나면 어느 정도 전만큼 보이는 경우가 대부분입니다.

유행각결막염은 왜 생기나요?

아데노바이러스에 감염되어 생깁니다. 전염성이 아주 높고, 과거에는 여름에 주로 유행하였는데, 최근에는 연중 내내 있습니다.

유행각결막염의 증상은?

약 1주일의 잠복기를 거쳐 충혈과 함께 이물감, 눈곱, 눈꺼풀 부종, 눈부심 등의 증상이 나타나며, 임파선이 붓는 경우도 있습니다. 처음에는 한 눈에서 시작해서 2~7일 후 반대 눈에 나타나는데, 처음 시작된 쪽이 나중 생긴 쪽보다 증상이 훨씬 심한 것이 일반적입니다. 증상이 생긴 후 약 2주간은 전염력이 강하기 때문에 사람이 많은 곳은 피하는 것이 좋습니다. 이 기간 동안에 환자는 세면도구(비누, 수건), 침구 등을 따로 사용하고, 직접적인 신체접촉(예를 들면 악수 같은 것)을 피하고, 손을 자주 씻어 다른 사람에게 전염되지 않도록 해야 합니다. 대개 2~3주 후에는 자연히 좋아집니다. 후유증으로 각막 상피하 침윤이 생겨 시력이 떨어지고 빛에 눈이 부실 수 있습니다. 보통 두 눈에 생기나 한 눈에만 생길 수도 있으며, 두 눈에 생기면 대개 나중 생긴 눈은 증상이 덜합니다.

어제 결막염 환자를 만났는데 오늘 눈이 이상한 경우

유행각결막염은 그 바이러스에 감염되고 나서 5~7일이 지나야 증상이 시작되는데, 이것을 잠복기라고 합니다. 모든 바이러스 질환은 대개 며칠간의 잠복기가 있습니다. 잠복기가 너무 짧다면 바이러스결막염이 아닌 세균결막염이거나, 잠복기가 짧은 아폴로눈병이거나, 아니면 그 환자를 만나기 전에 이미 감염이 된 경우라고 하겠습니다.

◉ 유행각결막염에 대해 궁금한 것들

Q 유행각결막염이라는데 빨리 나을 수 없나요?

A 바이러스성 질환은 아직까지 확실한 항바이러스제제가 없습니다. 항생제 안약을 넣는다고 빨리 낫지는 않고 단지 이차적으로 세균에 감염되는 것을 막아줄 뿐입니다. 그러므로 약을 넣거나 먹어서 빨리 나을 수는 없습니다.

Q 한 눈이 유행각결막염에 걸렸는데 다른 눈도 걸리나요?
A 대개 한 눈이 걸리면 얼마 후 반대편 눈도 걸립니다. 나중 시작한 눈은 증세가 가볍습니다. 드물게 한 눈에만 결막염이 생길 수도 있습니다.

Q 유행각결막염을 심하게 앓고 난 뒤 시력이 저하되었는데요, 휴유증인가요?
A 네, 그렇습니다. 각막은 원래 투명해야 되는데 염증을 앓고 나면 희끗하게 변합니다. 투명해야 되는 유리가 간유리가 된 것과 같아, 시력도 떨어집니다. 6개월 지나면 시력은 점차로 회복되어 평소 시력으로 돌아가곤 합니다.

Q 유행각결막염은 어떻게 치료하나요?
A 이차적 세균 감염을 방지하기 위하여 항생제를 투여합니다. 이 질환은 예방이 무엇보다 중요합니다.

🔍 아폴로눈병(급성출혈결막염)이란?

아폴로눈병이 무엇입니까?

1969년 아폴로 11호 우주선이 달에 착륙하던 해에 전 세계적으로 크게 유행했기 때문에 '아폴로눈병'이라고 불립니다. 아폴로눈병의 원래 이름은 급성출혈결막염입니다. 갑자기 눈이 심하게 빨갛게 변하면서 약간 아프고 불편하며 눈곱이 많이 생기는 결막염입니다. 주로 엔테로바이러스에 의한 감염이 가장 많고, 그 외 콕사키 바이러스, 아데노바이러스 등이 원인입니다. 아폴로눈병은 유행각결막염처럼 흔하지는 않지만, 2002년에도 크게 유행했습니다.

아폴로눈병도 전염되나요?

그렇습니다. 전염성이 아주 높습니다.

아폴로눈병과 유행각결막염의 다른 점

급성출혈결막염이라는 이름으로 알 수 있듯이 유행각결막염에 비해 눈이 심하게 빨개지고, 잠복기도 짧고, 지속 기간도 짧습니다. 갑작스런 충혈 및 통증과 함께 피가 섞인 것처럼 보이는 분비물이 나오는 것이 특징입니다. 발병 24시간 이내에 결막(흰자)에 작은 출혈이 생기는데, 이것이 점점 커져 결막하출혈의 양상을 보입니다. 그 밖의 증상은 유행각결막염과 비슷한데, 유행각결막염보다 잠복기가 8시간~2일로 짧고, 경과도 5~7일로 짧습니다.

아폴로눈병의 치료는 어떻게 하나요?

바이러스에 의한 질환이므로 특별한 치료법이 없습니다. 증상을 완화시키고 합병증을 줄이며 다른 사람에게 전염되지 않도록 막는 것에 치료의 초점을 둡니다. 이차적인 세균 감염을 예방하기 위해 항생제 안약, 소염제 등을 사용할 수 있습니다.

🔍 인후결막염이란?

인후결막염이란?

인후결막염은 아데노바이러스 감염으로 생기는 급성결막염으로, 주로 어린이에서 많습니다. 발병 후 7~14일 정도가 지나면 자연적으로 좋아집니다. 전염성이 높습니다.

인후결막염의 증상은 어떤가요?

전신발열, 인후염과 같은 감기 증상(목의 통증, 고열, 설사)과 함께 눈 충혈, 결막 부종, 눈물, 눈곱 등이 나타납니다. 각막염까지 생기는 경우는 거의 없습니다. 고열과 목감기 증세가 있으면서 눈이 충혈되고 따끔거린다면 인후결막염을 의심합니다.

인후결막염의 치료는 어떻게 하나요?

바이러스에 의한 질환이기 때문에 특별한 치료법이 없습니다.

알레르기결막염

우리 몸은 외부에서 들어온 물질에 대해서 알레르기 반응을 일으킬 수 있습니다. 꽃가루(특히 봄과 여름철), 풀, 동물 털, 음식물, 복숭아·딸기 등의 과일, 비누, 화장품, 머리샴푸, 먼지, 대기오염(황사), 곰팡이, 화학약품 등에 대해 과민하게 반응할 수 있습니다. 알레르기결막염은 이런 과민반응의 일종이라고 생각하시면 됩니다. 원인 물질이 이처럼 헤아릴 수 없이 많아서 실제로 확실한 원인을 알아내기란 매우 어렵습니다.

🔍 알레르기결막염이란?

알레르기결막염이란?

특정 물질에 노출되면 특별한 반응을 보이는 것을 과민반응 또는 알레르기반응이라고 합니다. 이런 알레르기반응이 결막에 나타나면 결막이 붓고 충혈되고 염증이 생기게 되는데, 이것을 알레르기결막염이라고 합니다.

🔍 알레르기결막염은 어떻게 진단하나요?

병력청취

① 눈 증상: 가려운지, 눈곱이 끼는지, 결막이나 눈꺼풀 부종 등이 있는지, 있다면 특정 계절이나 환경에서 반복되는지 확인합니다. 가려움이 오래되면, 가렵냐고 물어보면 가렵지 않다고 하는 경우가 있습니다. 그래서 눈을 자주 비비는지, 비염 증상(콧물, 코막힘, 재채기 등)이 있는지

물어봐야 놓치지 않을 수 있습니다. 비염은 결막염과 발병 기전이 거의 같으므로 비염과 결막염이 같이 있는 경우가 많습니다.

② 알레르기 질환 병력: 가족이나 본인의 천식, 아토피피부염, 아토피비염 등의 알레르기 질환이 있는지 확인합니다.

세극등검사

세극등검사에서는 결막이 붓고 충혈되고, 유두 비대 등이 보여 진단할 수 있습니다.

눈 아래 정맥에 피가 몰려 눈 아래가 어두워 보이거나(allergic shiner), 코가 가려워 반복해 코를 문질러 생긴 콧등 주름(allergic salute)이 있으면 진단에 도움이 됩니다.

혈액 검사를 하면 알레르기가 맞는지, 알레르기를 유발시키는 물질이 무엇인지도 알 수 있습니다. 약물 치료를 시도하여 증상이 좋아지면 진단하기도 합니다.

🔍 알레르기결막염은 어떻게 치료합니까?

치료는 원인이 되는 항원을 피하는 것이 가장 좋겠으나 일상생활에서 항원을 피하기 쉽지 않습니다. 항히스타민제, 비만세포안정제, 스테로이드제 등을 씁니다. 가능하면 일회용으로 된 점안약이 좋습니다. 그 이유는,

① 일회용이 아닌 경우 대부분 약을 오래 보관하기 위해 보존제가 들어갑니다. 방부제가 몸에 좋지 않듯이 보존제가 눈에 좋지 않습니다. 알레르기결막염은 금방 낫지 않기 때문에 오래 써야 하는데, 오래 보존제를 쓰는 것이 바람직하지 않습니다.

② 보존제가 다시 알레르기 반응을 일으킬 수 있어 병을 고치려다 병을 얻을 수도 있습니다.

인공눈물을 같이 쓰는 게 도움이 될 수 있습니다

그 이유는

① 알레르기결막염에 건성안(안구건조증)이 동반된 경우가 많고,

② 항히스타민제가 눈물 분비를 줄이므로 안구건조증이 더 심해질 수 있으며

③ 인공눈물을 넣으면 결막낭에 있는 알레르기 유발물질이나 염증 매개체의 농도를 낮춰 희석시킬 수 있습니다.

알레르기점안약이나 인공눈물 보관

알레르기점안약이나 인공눈물은 냉장고 뚜껑 있는 칸에 두고 쓰는 것이 좋습니다. 그 이유는

① 차가운 점안약이 가려움을 줄여주고,

② 냉찜질이 염증을 줄이므로, 차가운 점안약이 냉찜질 효과처럼 염증을 줄이는 데 도움이 되며,

③ 항히스타민 점안약이 일반적으로 가지고 있는 작열감도 줄여줄 수 있고,

④ 기본적으로 냉장 보관이 약제를 잘 보관하는 방법이기 때문입니다.

🔍 알레르기결막염의 종류

고초열결막염

꽃가루, 풀, 동물 털 등에 알레르기가 있는 사람에서 주로 생기며, 대개 비염과 함께 나타납니다. 주로 날씨가 따뜻하고 건조해지는 봄과 여름에 증상이 나타나며, 날씨나 활동 여부에 따라 더 심해지기도 하고 좋아지기도 합니다.

고초열(枯草熱)이란?

마른풀(枯草)이나 꽃가루가 눈·코·목구멍 등의 점막을 자극함으로써 일어나는 알레르기로, 결막염·비염·천식 등의 증상이 나타납니다. 고초열결막염에서는 눈이 충혈되며 가렵고, 눈물이 흐릅니다.

봄철각결막염

사계절 중 주로 봄과 여름에 두 눈에 생기며, 알레르기 가족력이 있는 경우가 많습니다. 대개 10세 전에 시작해서 수년간 지속되다가 사춘기에 접어들면 줄어듭니다. 심한 가려움증과 이물감, 끈적끈적한 분비물, 눈부심 등의 증상을 보입니다. 눈을 자주 비벼 원추각막이 생길 수 있습니다.

아토피각결막염

아토피피부염이 있는 성인 남자에서 많이 생기며, 고초열, 천식, 습진 등의 알레르기 병력이 있는 경우가 많습니다. 다른 결막염에 비해 증상이 심하고 1년 내내 지속되는 특징이 있습니다. 가려움증, 눈물, 눈부심이 심하고 여름이나 겨울에 증상이 더욱 악화되는 경향이 있습니다. 각막까지 같이 염증이 생기는 각결막염이 생길 수 있습니다. 시력에 중대한 영향을 미칠 수 있는 원추각막, 백내장, 망막열공, 망막박리(제11장 망막박리 참조) 등이 생길 수 있어 주의를 요합니다. 눈을 비비지 말아야 합니다.

거대유두결막염

결막에 제법 큰 오톨도톨한 유두(돌기)와 염증이 생기면 거대유두결막염이라고 합니다.

콘택트렌즈를 끼는 사람들에게 주로 위쪽 눈꺼풀에서 생깁니다. 눈곱이 많아지고 시력이 떨어질 수 있으며, 점액질의 분비물이 늘고 가렵습니다. 콘택트렌즈를 잘 세척하지 않는 등 관리를 소홀히 하면 잘 생깁니다. 대개 콘택트렌즈를 끼지 않으면 좋아집니다. 꼭 콘택트렌즈를 끼어야 한다면 소프트콘택트렌즈보다는 하드콘택트렌즈가 낫고, 연속착용 콘택트렌즈보다는 일회용 콘택트렌즈가 낫습니다.

🔍 알레르기결막염의 증상과 특징

알레르기결막염의 증상

'반복되는 염증'과 '가려움'이 알레르기결막염의 특징입니다. 눈물이 나고, 결막이 약간 충혈되고, 결막과 눈꺼풀이 붓고, 눈곱이 생길 수 있습니다. 전염되는 결막염에서는 노란 눈곱이 끼는데, 알레르기결막염에서는 끈적거리면서 투명한 눈곱이 끼어, 구별하는 데 도움이 됩니다.

흰자위가 눈 밖까지 나왔어요

알레르기 반응으로 흰자위(결막)가 너무 많이 부으면 풍선같이 되어 눈 밖으로 나오기도 합니다. 그러면 놀라서 응급실로 오시기도 합니다. 바로 알레르기 반응입니다. 흰자위가 붓는 것이지 실제 눈알이 눈 밖으로 튀어나오는 것은 아닙니다. 점안약을 넣고 기다리면 부기가 빠지는데, 심하면 주사를 맞거나 약을 먹기도 합니다.

자꾸 눈을 비빕니다

알레르기결막염은 가려운 것이 특징입니다. 가려우니까 자꾸 눈을 비빕니다. 만일 더러운 손으로 계속 비빈다면 눈꺼풀이나 결막에 염증이 생길 수도 있습니다. 또 결막염에 걸린 사람들이 만진 것을 만진 후 눈을 비비면 유행결막염이 옮을 수도 있습니다. 눈을 만지기 전 반드시 손을 깨끗이 씻도록 지도해주십시오.

🔍 알레르기결막염에 대해 궁금한 것들

Q 알레르기결막염도 옮나요?
A 아닙니다. 알레르기결막염은 옮지 않습니다.

Q 알레르기결막염이 있으면 눈이 나빠지나요?

A 대부분 시력에 영향을 미치지 않으나 다음 경우에는 시력에 영향을 미칠 수 있습니다.

① 염증이 심해 각막염까지 되면 시력에 영향을 미칩니다.

② 가려우면 눈을 자주 오래 비비게 됩니다. 눈을 세게 자주 오래 비비면 다음의 문제가 생길 수 있습니다

- 각막 모양이 바뀌어 원추각막 같은 각막확장증이 생기거나 악화될 수 있습니다. 그래서 알레르기 염증을 줄여 가려움을 줄이고 비비지 않도록 해야 합니다. 알레르기결막염 중 특히 봄철각결막염과 아토피각결막염에서 원추각막이 생길 가능성이 높습니다.
- 각막을 눌러 압력을 가하므로 안압이 오를 수 있습니다. 이런 상황이 반복되면 안압이 높은 일이 반복되고 시신경도 손상될 수 있습니다.
  - 홍채가 분열되거나 수정체 껍질이 파열되거나, 인공수정체가 제 위치에 있지 못하고 떨어질 수 있습니다.
- 드물지만 망막열공이나 망막박리가 생길 수 있습니다.

③ 스테로이드를 오래 눈에 넣거나 먹으면 안압이 높아져서 녹내장으로 시력을 잃을 수 있어 조심해야 합니다.

④ 아토피각결막염에서 원추각막 외에도, 백내장, 망막열공, 망막박리(제11장 망막박리 참조) 등이 생길 수 있어 주의를 요합니다. 그 기전으로는,

- 눈을 비벼 생기는 외상,
- 동반된 염증으로 인해 견인 망막박리를 만들 가능성,
- 백내장 관련되어 망막박리가 생길 가능성 등이 있습니다.

Q 알레르기결막염이 있으면 안경을 쓰게 되나요?

A 굴절이상과 알레르기결막염은 관련이 없습니다.

알레르기결막염은 얼마나 오래가나?

알레르기를 유발시키는 물질이 있는 한 계속되며 해마다 재발하기도 합니다. 감기가 오래 낫지 않고 계속되는 경우 알레르기로 인한 상기도염이 아닌가 의심해보는 것처럼, 낫지 않고 오래 지속되는 결막염에서는 알레르기결막염을 의심해볼 수 있습니다. 커가면서 알레르기 물질에 대한 과민반응이 줄어들면 여러 가지 알레르기 증상도 줄어들고, 그러면 알레르기결막염도 좋아지는 경우가 많습니다.

Q 알레르기결막염에 좋은 음식이 있나요?

A 알레르기 질환에 좋다면서 꿩이나 산토끼를 먹는 분이 계신데, 특별히 알레르기 질환에 도움이 되는 음식은 알려진 것이 없습니다. 알레르기 질환은 원인물질을 제거하는 것이 가장 중요합니다. 알레르기 질환을 일으키는 가장 흔한 원인이 집먼지진드기입니다. 원인을 없애려면 먼지가 없는 곳에 살면 되겠지만 먼지 없는 곳이 있겠습니까? 실제로 할 수 있는 일은 카펫을 치우고, 청소를 자주 하고, 베개를 비롯한 침구를 깨끗이 빨고 자주 털어서 햇빛에 말리고… 그런 등등의 일을 해서 먼지를 가능한 한 줄이는 것이지요. 이렇게 확실히 도움이 된다고 알려져 권장하는 일은 하지 않으면서 전혀 입증된 바도 없는 식품을 먹는 것은 안타까운 일입니다.

Q 알레르기결막염은 낫지 않는다는데요?

A 알레르기결막염은 알레르기 반응을 보이는 체질의 사람이 걸리기 때문에 잘 낫지 않습니다. 그러나 나이를 먹으면서 알레르기 반응이 덜해지는 경우가 많습니다.

Q 약국에서 파는 약을 넣어도 되나요?

A 안약도 의사 처방 없이 함부로 사용하면 안 됩니다. 스테로이드가 든 약을 오래 넣으면 백내장, 녹내장, 각막궤양 등이 생길 수 있습니다. 실제로 녹내장 말기까지 진행하여 시력을 잃기도 합니다.

결막하출혈

결막하출혈은 말 그대로 결막의 실핏줄이 터져 피가 결막 아래 보이는 질환입니다. 보기에는 매우 심각해 보이지만, 2주 정도 지나면 자연히 흡수되어 사라지므로 특별한 치료가 필요 없습니다. 단, 자주 이런 증상을 보인다면 검사를 받아보는 것이 좋습니다.

🔍 결막하출혈의 원인과 특징

결막하출혈이란?
눈의 흰자위(결막)에 거미줄처럼 퍼져 있는 가느다란 실핏줄이 터져서 새빨갛게 보입니다. 흔히 볼 수 있습니다. 보통 한 눈에 생깁니다.

결막하출혈의 원인
특별한 원인이 없는 경우가 대부분이지만, 눈을 다친 경우, 기침을 심하게 한 경우, 소리를 크게 오래 지른 경우, 구토를 한 경우, 무거운 짐을 들었을 때, 숨을 오랫동안 참은 경우, 출혈 소질이 있는 경우, 눈에 주사를 맞은 경우, 눈 수술을 받은 경우 등에서 생길 수 있습니다.

시간이 지나면 자연히 없어집니다
보기는 싫지만 결막하출혈 자체는 눈에 아무런 지장이 없으며, 시간이 지나면 없어집니다. 멍이 들었다가 없어지는 것과 같습니다. 출혈된 피가 흡수되는 기간은 출혈 정도에 따라 다르며 대략 2~4주입니다. 결막하출혈 자체는 걱정할 문제가 아니지만 여러 차례 반복된다면 원인을 찾아봐야 합니다. 드물게 혈액응고 기전에 이상이 있거나 간 기능이 손상되어 생길 수도 있습니다.

🔍 결막하출혈의 증상 및 치료

시력에는 아무 이상 없습니다
통증도 없고 시력에도 아무 이상이 없습니다.

갑자기 생깁니다
갑자기 결막에 경계가 분명한 밝은 적색 출혈이 보입니다. 흰자가 붓거나 눈곱이 끼지는 않습니다.

결막하출혈의 진단과 치료
눈이 빨갛게 되었다고 모두 결막하출혈은 아닙니다. 결막하출혈의 진단은 의사가 합니다. 따라서 눈에 피가 보이면 안과 진료를 받는 것이 안전합니다. 결막하출혈로 진단되면 대개의 경우 특별한 치료가 필요 없으며, 2~3주 후 흡수됩니다. 자주 재발할 때는 전신검사를 받는 것이 좋습니다.

제10장

각막,

공막

질환

이 장에서는 각막질환으로 어린이에서 생길 수 있는 각막염과 청소년에서 생길 수 있는 원추각막에 대해 알아보고, 더불어 공막염, 오타모반에 대해 알아봅니다.

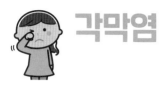 # 각막염

각막염은 눈의 검은자위에 생긴 염증입니다. 각막염에 걸리면 뿌옇게 보이고, 눈에 뭔가 들어간 것 같은 이물감이 생기고, 눈이 부시거나 아프며, 시력이 떨어집니다. 각막은 결막에 바로 연결되어 있기 때문에 결막염이 생기면 동시에 각막염이 생기는 경우가 많은데, 이를 각결막염(각막염과 결막염을 아울러 이르는 말)이라고 합니다.

🔍 각막염이란?

각막염은 검은자위에 해당하는 각막에 생긴 염증입니다. 바이러스나 박테리아에 걸려 생기는 경우가 많고, 드물게 곰팡이에 의해 생길 수도 있습니다. 담뱃불, 숯불, 캠프파이어의 불똥, 불꽃놀이 화약 등이나 화학물질 등이 각막에 묻어도 각막화상이 생기고 이차적으로 각막염이 생길 수 있습니다.

각막염은 콘택트렌즈를 사용하는 사람에서 많이 생기므로 렌즈의 위생적 관리가 무엇보다 중요합니다. 방학에 해외캠프 가는 어린이에서 콘택트렌즈 관리가 제대로 되지 않아 각막염이 생겨 실명되기도 합니다. 해외에 갈 때는 안경을 씌워 보내는 것이 콘택트렌즈보다 안전합니다.

🔍 각막염의 증상

각막염의 원인과 정도에 따라 증상이 다르지만, 일반적으로 눈이 빨갛

헤르페스와 눈의 염증

눈 수위에 헤르페스바이러스 감염에 의한 급성 염증이 생기면, 눈에도 염증이 있는지 안과 진료를 받는 것이 안전합니다. 그냥 맨눈으로 봐서는 헤르페스 각막염이나 포도막염이 있는지 알 수 없습니다.

게 되고, 부으며, 뿌옇게 보이고, 눈에 뭔가 들어간 것 같은 이물감이 생기고, 빛에 눈이 부시고, 눈물이 나며, 눈 뜨기 어렵고, 아프며, 시력이 떨어집니다. 빨리 안과 진료를 받아야 합니다.

각막염의 치료

안약을 쓸 때는 반드시 의사의 처방을 받은 안약을 사용해야 합니다. 바이러스 각막염이나 각결막염의 경우, 스테로이드제 안약 등으로 함부로 치료하면 안 됩니다. 각막염은 진행되면 시력이 떨어지고 영구적인 손상이 남으므로 조기에 치료해야 합니다.

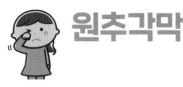

원추각막

원추각막이란 말 그대로 각막이 원추(圓錐; 원뿔) 모양으로 돌출하는 병입니다. 각막 중심부가 서서히 얇아지면서 앞으로 돌출되는 진행성 질환입니다. 보통 10대부터 시작됩니다. 열성유전을 하며 두 눈에 생기는데, 한 눈에 먼저 생기고 다른 눈에 좀 늦게 발병합니다. 10~60세 사이에 천천히 진행하지만 진행이 멈추기도 합니다. 다운증후군, 아토피피부염, 망막색소상피변성, 무홍채증, 봄철각결막염, 마르팡증후군(Marfan syndrome) 등에 더 많이 생길 수 있으므로 이런 병에서는 원추각막이 생기지 않는지 세심하게 봐야 합니다. 처음에 가벼운 근시가 나타났다가 점점 심해지고 난시도 생기며, 결국에는 안경을 써도 시력이 나쁩니다.

원추각막이 의심되는 경우

두 눈 시력이 안경을 써도 잘 나오지 않는 경우, 안경이나 렌즈의 처방이 너무 자주 바뀌는 경우, 갑자기 심한 난시가 생긴 경우 등에서 원추각막을 의심해볼 수 있습니다.

원추각막의 증상

보통 아프지는 않지만 눈이 부시고 눈물이 나오기도 합니다. 초기에는 별다른 자각증상이 없으나 진행하면서 점차 시력이 떨어지고, 상이 뒤틀리거나 퍼져 보이거나 이중으로 보이게 됩니다. 악화되어 각막천공이 생기기도 합니다.

무홍채증이란?

유전적인 이상으로 홍채가 부분적 혹은 전체적으로 없는 경우를 무홍채증이라고 합니다. 무홍채증은 출생 당시부터 뚜렷한 홍채와 동공 이상을 보이거나, 유아기(대개 생후 6주) 때 눈떨림과 함께 나타나기도 합니다. 무홍채증은 각막, 홍채, 수정체, 망막중심오목, 시신경을 침범하는 선천이상으로서, 나중에 백내장, 녹내장, 각막혼탁, 혈관신생이 동반될 수 있습니다.

봄철각결막염이란?

봄철각결막염은 봄과 여름에 잘 생기며, 보통 사춘기 전에 생겨 5~10년간 지속됩니다. 심하게 가렵고, 끈끈하고 실 같은 점액성 분비물이 나옵니다. 윗눈꺼풀을 뒤집어보면 마치 자갈을 깔아놓은 듯한 거대유두가 나타납니다. 이 질환을 앓은 경우 원추각막 발생 빈도가 높습니다.

원추각막의 치료

초기에 콘택트렌즈로 시력교정을 하고, 교정이 안 되면 전층각막이식을 합니다.

눈이 가렵다고 비비면 위험합니다

눈을 세게 자주 비비면 각막 모양이 바뀔 수 있습니다. 눈을 자주 세게 비비는 것이 원추각막이 생기는 원인이 될 수 있고, 있는 원추각막을 악화시킬 수 있습니다. 가려우면 눈을 자주 오래 비비게 됩니다. 알레르기 때문에 가려워서 눈을 비비는 경우가 대표적입니다. 그래서 알레르기 염증을 줄여 가려움을 줄이고 비비지 않도록 해야 합니다.

공막염

공막은 안구의 가장 바깥쪽을 둘러싼 흰색의 불투명하고 단단한 막입니다. 공막염은 이 공막을 침범하는 염증입니다. 주로 몸 내부의 요인, 즉 교원병 같은 만성 전신염증이 공막에도 생기는 경우가 많습니다. 교원병은 재발이 많기 때문에 만성화되는 경향이 있습니다. 공막염은 종종 교원병의 첫번째 징후이기 때문에, 조기에 발견해서 소아청소년과나 내과와 연계해서 치료하는 것이 필수적입니다.

🔍 공막염이란?

공막은 본래 혈관이 적고 신진대사가 활발하지 않아 염증이 자주 생기지는 않습니다. 그러나 각막에 가까운 부분은 비교적 혈관이 많으므로 공막염은 여기서 많이 생깁니다. 공막염은 침범되는 부위에 따라 상공막염(上鞏膜炎)과 공막염으로 나눕니다. 공막의 상당히 깊은 부분에까지 염증이 미친 것을 공막염, 공막을 덮고 있는 조직인 상공막, 즉 공막 표면 가까이에 염증이 생긴 것을 상공막염이라고 합니다. 상공막염과 공막염은 바로 붙어 있어 하나에 염증이 생기면 다른 하나에도 염증이 생기곤 합니다.

🔍 공막염의 원인

원인은 알 수 없는 경우가 대부분입니다. 대사이상이나 결핵에 대한 알레르기 반응으로 생길 수도 있습니다. 공막염과 상공막염이 생기면 안

교원병이란?

'아교, 굳다, 붙이다'라는 뜻의 교(膠)라는 글자와 '근원 원(原)' 자를 쓴 것으로도 알 수 있듯이, 교원섬유는 우리 몸의 결합조직이 일정한 모양을 이룰 수 있도록, 마치 건축물의 골조와 같은 역할을 하는 딱딱한 섬유입니다. 이 교원섬유에 생긴 병을 통틀어 교원병(膠原病) 또는 '결체조직(결합조직)질환'이라고 합니다. 자가면역질환의 하나로 여러 면역계 이상이 발견됩니다. 교원병에는 류마티즘열, 류마티스관절염, 피부경화증, 동맥주위염 등 여러 질환이 포함됩니다. 어린이에서 가장 흔한 교원병은 류마티스관절염입니다.

과뿐 아니라 소아청소년과, 내과 등 전신적인 진찰이 필요할 수 있습니다.

상공막염의 증상

약간 아프고, 누르면 더 아프고, 눈물이 흐르고, 눈이 부십니다. 분홍색이나 보라색을 띤 충혈이 있기도 합니다. 충혈이 국한되어 있고, 눈꺼풀 결막에 염증이 없다는 점에서 결막염과 구별됩니다. 대개 1~2주가 지나면 없어지지만, 재발하여 수년 동안 되풀이되기도 합니다.

공막염의 증상

상공막염보다는 드물며, 남성보다는 여성에게 잘 생깁니다. 증상은 아프고, 누르면 더 아프고, 눈물이 흐르고, 눈이 부십니다. 상공막염의 충혈이 국소적인 데 반해 공막염의 충혈은 전체적으로 퍼지는 특징이 있습니다. 통증은 상공막염 때보다 더 심합니다.

공막염의 치료

부신피질호르몬제(스테로이드제)와 함께 항염증제를 사용해서 치료합니다. 염증을 억제하는 데는 부신피질호르몬이 가장 효과적이나 부작용이 있고 류마티스관절염 등의 만성병으로 인해 공막염이 발생한 경우에는 약을 장기간 복용하게 되므로 반드시 전문의의 처방에 따라 사용해야 합니다.

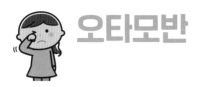

오타모반

오타모반은 눈 주위의 피부와 공막에 나타나는 푸르스름하거나 검은색의 편평한 반점입니다. 갈색 또는 청갈색의 멜라닌 색소가 피부 진피층에 비정상적으로 침착되어 나타나는 모반(반점)입니다. 1939년 일본인 의사 오타가 처음 발견했다 하여 붙여진 병명으로, 일반인에게는 생소하게 들리지만 그리 드물지 않습니다.

🔍 오타모반은 피부의 멜라닌 색소 탓

피부는 육안으로 보면 한 층으로 되어 있는 것 같지만, 마치 얇은 종이를 여러 장 겹쳐놓은 것처럼 표피, 진피, 피하조직의 세 층으로 되어 있습니다. 표피는 피부의 제일 바깥층으로 두께는 대략 0.03~1㎜이며, 외부 자극으로부터 내부를 보호하는 역할을 합니다. 진피는 표피 바로 밑의 층으로 두께는 0.7~4㎜ 정도로 표피보다 몇 배나 두꺼운 층이며, 피부의 대부분을 차지합니다. 혈관, 임파선, 신경 등의 주요기관이 분포되어 있어서 피부에서 가장 중요한 부분이라고 할 수 있으며, 피부 전체의 탄력을 관장하고 있어서 미용과 관계가 깊습니다. 진피 밑 피부의 맨 밑층을 피하조직이라고 하는데, 피하지방이 축적되며 진피 속에 있는 혈관과 신경을 받쳐주는 역할을 합니다. 표피의 제일 아래층으로 진피와 접해 있는 부분을 기저층이라고 하는데, 바로 이 기저층에 색소세포가 있고 다갈색의 멜라닌 과립이 세포 위에 골고루 분포되어 있어 마치 멜라닌 모자를 쓴 것 같은 모양을 하고 있습니다. 이 멜라닌 색소는 피부색과 모발색을 결정하고, 자외선으로부터 피부를 보호합니다. 자외선이 표피를 지나 진피까지 통과하게 되면 피부에 큰 위험이 초래되기 때문에 자외선의 진피 침투를 방어하기 위해 표피 기저층에 검정색 커튼이 있는 것이 바로 멜라닌 색소입니다.

🔍 오타모반의 원인

오타모반이 생기는 원인은 아직 확실하지 않지만 선천적인 발생설이 유력합니다. 다만 오타모반은 유전되지 않습니다.

🔍 오타모반의 증상

경계가 뚜렷하지 않은 갈색반점으로, 한쪽 눈꺼풀, 광대뼈, 공막, 비점막, 입천장(구개), 그리고 고막에 나타나기도 합니다.

🔍 오타모반의 치료

눈에 있는 오타모반은 보통 치료하지 않습니다. 눈에 생긴 오타모반이 악성암으로 변화되었다는 보고도 아직 없고, 미용적인 문제뿐이므로 두고 봅니다. 그러나 오타모반이 안방수가 빠져나가는 부분에 넓게 있으면 마치 하수구가 막히듯이 안방수가 빠져나가지 못해 안압이 높아지는 녹내장이 생길 수도 있어 주의해야 합니다.

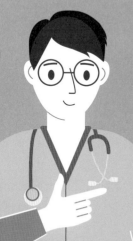

제11장

망막,

포도막

질환

이 장에서는 어린이에서 생길 수 있는 미숙아망막병, 망막박리, 망막모세
포종, 포도막염에 대해 알아봅니다.

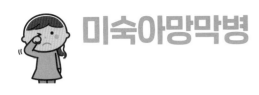

미숙아망막병

미숙아망막병(혹은 미숙아망막증)은 말 그대로 미숙아에게 생기는 망막의 병입니다. 달수 다 채우고 태어난 정상 몸무게의 아기에서는 거의 생기지 않습니다. 아기의 망막혈관은 만삭 무렵 완성됩니다. 일찍 태어나는 미숙아는 혈관이 완성되지 않은 상태로 태어납니다. 태어난 이후 혈관이 미처 못 자란 부분에서 비정상적인 새 혈관(신생혈관)이 자랍니다. 이 신생혈관에서 피가 나거나 다른 문제를 만드는 병이 미숙아망막병입니다. 미숙아망막병은 주수가 이른 미숙아일수록, 출생시 체중이 적을수록 발생할 가능성이 높으며, 증상 또한 더 심하곤 합니다.

🔍 아기가 미숙아라면 안과 검사가 중요합니다

조기진단과 조기치료가 중요합니다

① 임신 36주 미만에 태어났거나

② 출생시 체중 2kg 미만인 미숙아는 생후 4~8주에 안저검사를 받아야 하며, 이후 담당 의사의 권유에 따라 정기검사를 받아야 합니다. 적절한 시기에 적절한 치료를 하는 것이 아기의 시력을 지키는 데 절대적으로 중요합니다.

미숙아는 정기적으로 안과 검사를 받아야 합니다

미숙아망막병이 없더라도 미숙아에서는 굴절이상(근시·난시·원시), 사시, 약시 등의 빈도가 더 높습니다. 미숙아로 태어났는데 안과 검사를 받지 않다가 초등학교 가서 심한 굴절이상으로 약시가 된 경우를 보곤 합니다. 미숙아는 안과 검사를 정기적으로 받는 것이 안전합니다.

🔍 미숙아망막병의 원인과 치료

정상몸무게의 아기에게는 거의 생기지 않습니다

아기의 망막혈관은 만삭 무렵 완성됩니다. 일찍 태어나는 미숙아는 혈관이 완성되지 않은 상태로 태어납니다. 태어난 이후 혈관이 미처 못 자란 부분에서 비정상적인 새 혈관(신생혈관)이 자랍니다. 미숙아망막병은 이 신생혈관에서 피가 나거나 상처조직이 생기는 병입니다. 망막에 상처조직이 심하게 생기면 애기동자(동공) 뒤로 하얗게 보여 발견되기도 합니다. 심하면 시력을 잃을 수도 있습니다.

미숙아망막병의 원인은 다양하고 복잡합니다

미숙아망막병의 원인은 다양하고 복잡하여 아직 다 밝혀져 있지 않습니다만 출생 몸무게와 출생 일수가 중요합니다. 그 외 호흡기 병, 빈혈, 심장병, 뇌출혈 등이 문제가 됩니다.

미숙아망막병은 예방할 수 없습니다

미숙아로 태어난 것 자체가 발병의 가장 큰 원인이기 때문에 예방할 수 없습니다. 현대 의학이 발달하면 발달할수록 아주 일찍, 저체중으로 태어난 미숙아를 살릴 수 있어 치러야 하는 어쩔 수 없는 대가라고 할 수 있습니다.

안과와 소아청소년과가 긴밀히 협조해 치료합니다

미숙아는 신체적 장기발육이 덜 되어 있고 기능도 떨어지므로 미숙아망막병을 치료할 때는 안과 의사와 소아청소년과 의사가 긴밀하게 협조해 치료합니다. 현재까지 미숙아망막병에 대한 치료로서 냉동요법, 레이저치료, 혈관 생성을 막는 약물을 눈 속으로 주사하는 시술 등이 있고, 비교적 좋은 결과를 나타내고 있습니다. 망막박리가 동반된 심한 경우에는 수술을 합니다.

미숙아망막병 모두가 시력을 잃는 것은 아닙니다

미숙아망막병인 모든 아기가 시력을 잃는 것은 아닙니다. 망막 변화는 그 위치, 진행 정도, 심한 정도에 따라서 시력이 달라집니다. 안타깝게도 소수에서는 모든 치료 노력에도 불구하고 시력을 잃기도 합니다.

망막박리

망막박리란 망막 10개층 중 맨 바깥쪽인 색소상피층과 나머지 9개층 사이가 벌어진 상태입니다. 쉽게 표현하면 벽에서 벽지가 떨어지듯 망막이 떨어지는 것입니다. 망막에 필요한 영양분과 산소는 망막 자체의 혈관망을 통해 공급되기도 하지만, 주로 맥락막(망막을 둘러싼 혈관막)에 의해 공급됩니다. 그래서 망막이 박리되면 망막이 맥락막으로부터 분리되기 때문에 그 기능에 손상을 입습니다. 망막박리를 치료하지 않고 그냥 내버려두면 실명에 이르기도 합니다.

🔍 망막박리의 원인은 크게 세 가지입니다

대부분의 망막박리는 망막열공 때문에 생깁니다. 열공(裂孔)은 말 그대로 '파열되어 구멍이 나는 것'을 말합니다. 망막에 구멍이 생기면 이 구멍을 통해 유리체 물이 망막 안으로 들어와 망막 사이가 벌어지기 시작합니다. 처음에는 구멍 주변의 망막이 벌어지고, 서서히 범위가 넓어져 망막 전체로 번집니다. 이것을 '열공 망막박리'라고 하는데, 이것의 원인은 크게 세 가지입니다.

- 첫째, 특별한 원인 없이 망막 주변부가 변성되어 얇아지면 쉽게 구멍이 나면서 망막박리가 생깁니다.
- 둘째, 고도근시(근시가 심한 경우)에서는 망막 주변부가 얇아서 망막박리가 잘 생깁니다. 라식이나 엑시머 근시교정수술을 받는 고도근시가 많은데, 고도근시 환자들은 망막변성이 많아 망막박리가 생길 위험이 훨씬 큽니다. 따라서 근시교정수술 전에 반드시 망막검사를 해야 합니다.
- 셋째, 눈에 강한 외부 충격을 받으면 망막이 부분적으로 찢어져 망막

박리가 생기기도 합니다. 망막에 구멍이 발견되면 레이저로 구멍 주위를 응고시켜 망막이 떨어지는 것을 예방해야 합니다.

망막박리는 열공 외에도 종양, 염증, 당뇨 합병증 때문에 생길 수도 있습니다.

🔍 망막박리의 증상

플래시 불빛 같은 것이 번쩍거리거나(섬광증), 갑자기 눈앞에 작은 먼지나 까만 점 같은 것이 떠다니거나(비문증), 커튼이 가리듯이 뭔가 가린 듯이 느껴지거나, 직선이 휘어 보이거나, 아지랑이 끼거나 물이 찬 것처럼 느껴지면 빨리 안과에 가야 합니다. 섬광증이나 비문증은 망막박리가 본격적으로 진행되기 전 나타나는 망막열공의 증상일 수 있습니다. 망막열공은 조기에 발견하면 큰 수술 없이 레이저로 막을 수도 있습니다. 망막이 박리되면 빨리 수술해야 하는데, 시간이 늦어질수록 그만큼 망막 손상이 커집니다.

🔍 망막박리의 치료

수술로 망막 구멍을 메꾸고, 망막을 다시 제자리에 붙게 합니다. 망막박리가 망막 중심부(황반부)까지 확산되기 전에 수술하면 시력이 회복될 수 있지만, 망막 중심부까지 박리되면 수술해도 시력 회복이 어렵습니다. 수술이 성공적으로 끝났더라도 수술 후 망막박리가 재발할 수 있으므로 세심하게 검진을 받으셔야 합니다.

고도근시는 망막박리가 생기지 않도록 정기검진을 받는 게 좋습니다

고도근시나 망막박리의 가족력이 있는 경우, 안구에 외상이나 수술을 받은 적이 있는 경우, 눈속 염증을 앓은 적이 있는 경우 등과 같이 망막박리의 위험인자를 가진 사람은 안과에서 정기적으로 망막검사를 받아 열공을 일찍 발견하고, 필요하면 레이저 광응고를 받아 망막박리까지 되지 않도록 주의하는 것이 좋습니다.

아토피가 있으면 망막열공이나 망막박리 위험이 높아집니다

아토피에서는 망막열공이나 망막박리 위험이 높습니다. 눈을 비비지 않도록 주의하고, 아토피 환자에서 위의 망막박리 증상이 생기면 빨리 안과 진료를 받아보시는 것이 좋습니다.

망막모세포종

어린이에서도 암이 생길 수 있습니다. 망막모세포종은 사진기의 필름에 해당되는 망막에 생기는 악성종양(암)입니다. 망막모세포는 분화를 통해 딸세포를 만들어내는 근원세포입니다. 이 분화가 제대로 진행되지 못하여 망막모세포에서 성숙하지 못한 세포가 만들어져 망막모세포종이 생길 수 있습니다. 3세 이하의 어린이에게 주로 생깁니다.

망막모세포종의 특징

애들한테도 암이 있느냐? 눈에도 암이 있느냐? 이렇게 놀라시곤 하는데 망막모세포종은 어린이에게만 있는 암입니다. 이는 암, 즉 악성종양이므로 빨리 발견해서 빨리 치료하지 않으면 생명이 위험합니다. 특히 가족이나 친척 중에 망막모세포종이 있다면 아기는 출생 직후부터 정기적으로 안과 진찰을 받아야 합니다.

대개 3세 이전에 생깁니다

망막모세포종은 황백색 종양으로, 어느 정도 커지면 동공을 통하여 희끗하게 보이기도 합니다. 두 눈 모두 생기는 경우는 25~35%인데, 한 눈에만 나타나는 경우보다 더 빨리 생깁니다. 가족이나 친척 중에 망막모세포종이 있다면 생길 가능성이 더 높습니다.

조기 발견이 매우 중요합니다

다른 암과 마찬가지로 조기에 발견하면 눈을 빼지 않고도 치료가 가능할 수 있고 어느 정도의 시력도 나올 수 있습니다. 늦게 발견하면 눈도 제거해야 하고 항암치료까지 필요합니다.

이럴 땐 의사에게
아기부터 3세 이하의 어린이에서 까만 눈동자가 희끗해 보이거나, 눈을 맞추지 못하거나, 초점이 안 맞아 사시 같아 보이거나, 눈동자가 흔들리면 즉시 안과 진료를 받는 것이 좋습니다.

대개 시간이 지나면서 점점 크기가 커집니다
발견이 아주 늦어지면 눈알이 점점 커지고 안압이 높아지고 나중에는 눈이 터질 수도 있습니다.

망막모세포종은 전이됩니다
종양이 시신경섬유나 안구벽을 통하여 퍼질 수도 있으며 뇌, 척수, 림프절 등으로 멀리 퍼지기도 합니다.

가족력이 있으면 안과 검사가 필요합니다
가족이나 친척에게 망막모세포종이 있는 경우 아주 어린 아기 때부터 정기적인 안과 검사를 해서 조기에 발견하는 것이 매우 중요합니다.

🔍 망막모세포종의 치료

종양 크기에 따라 치료 방법이 달라집니다
크기가 작으면 레이저 등을 할 수 있습니다. 크기가 크면 눈을 빼내는 안구적출술을 할 수밖에 없고, 또 항암치료가 필요할 수 있습니다.

아주 심한 경우

눈 바깥까지 종양이 퍼져 있으면 안와 내용물 제거수술을 해야 합니다.

두 눈에 종양이 있는 경우

크기가 크면 심한 쪽 눈을 적출하고, 덜 심한 쪽은 레이저, 방사선 치료, 항암치료 등을 합니다. 치료 효과는 좋은 편으로, 초기 단계에서는 90%, 어느 정도 진행된 단계라 하더라도 60% 정도 치료됩니다.

수술 후에도 정기적인 검사가 꼭 필요합니다

수술 후 정기적으로 안과 검사를 받아서 종양이 다시 커지거나 전이되지는 않았는지 확인해야 합니다. 검사에 협조가 안 되는 어린이는 전신마취를 해서 검사합니다. 한 눈에 발생한 경우는 만 6~7세까지 정기검사를 시행하지만, 두 눈에 모두 생긴 경우는 나중에 골육종, 뇌종양 등 악성종양이 생길 가능성이 높으므로 20대 후반까지 계속 검사가 필요합니다.

포도막염

공막(흰자위) 안쪽에 위치한 포도막에 염증이 생긴 것을 포도막염이라고 합니다. 포도막은 혈관조직이기 때문에 염증이 잘 생깁니다. 대개 빛에 예민해져 밝은 불빛을 보기가 어렵고, 시력 저하와 함께 충혈 등의 증상이 나타납니다. 심한 경우 진행되어 시력을 잃기도 합니다. 포도막염은 치료를 소홀히 해서는 안 되는 질환입니다.

🔍 포도막이란?

포도막은 혈관과 색소가 풍부한 조직으로, 색소가 많아 포도껍질처럼 짙은 색을 띠고 있기 때문에 포도막이라 부릅니다. 포도막은 홍채, 모양체, 맥락막의 세 가지로 구성됩니다. 포도막의 앞부분(동공 주변)이 홍채와 모양체이며, 포도막의 뒷부분이 맥락막입니다.
① 홍채는 동공의 크기를 조절하여 빛의 양을 조절하는 역할을 하고,
② 모양체는 수정체를 두껍게 또는 얇게 하여 망막에 정확한 초점이 맺히도록 도와주는 조절작용을 합니다.
③ 맥락막은 망막에 영양을 공급하는 역할을 합니다. 맥락막에 풍부한 갈색 멜라닌 색소는 외부에서 들어오는 강한 광선을 차단해서 상이 잘 맺히도록 암실을 만들어주는 역할을 합니다.

🔍 포도막염이란?

포도막염은 안구의 중간막인 포도막에 발생한 염증을 말합니다. 포도막은 눈에 영양을 공급하는 혈관조직으로 몸 전체 혈관과 연결되어 있기 때문에 전신적인 병과 관련해서 많이 생깁니다. 염증이 발생한 부위에 따라 각각 홍채염, 모양체염, 홍채모양체염, 맥락막염 등으로 불립니다. 또 포도막과 망막, 유리체는 서로 인접해 있기 때문에 포도막염이 생기면 망막염도 생길 수 있고, 망막염이 심해지면 유리체에도 염증이 나타납니다. 포도막염의 발생 시기와 기간에 따라 급성 포도막염과 만성 포도막염으로 나누는데, 염증이 발생하여 지속기간이 3개월 이내인 경우를 급성, 그 이상인 경우를 만성 포도막염이라고 합니다.

베체트병이란?

전체포도막염 중 발생 빈도가 높은 포도막염입니다. 눈뿐 아니라 다른 조직, 특히 입이나 성기 등 점막이 있는 곳이 허는 만성질환입니다. 터키의 피부과 전문의 베체트가 처음 보고 했다고 해서 이런 병명이 붙었습니다.

🔍 포도막염의 종류

포도막염은 그 발병 위치에 따라 다음과 같이 나눌 수 있습니다.

앞포도막염

눈의 앞쪽에 있는 홍채에 염증이 생긴 경우로 눈이 충혈되면서 아프고 빛을 보면 눈이 부십니다. 뿌옇게 보이고, 아프기도 하며, 흰자가 충혈됩니다. 재발이 많습니다. 포도막염이 시작되면 바로 치료를 시작해야 염증이 조직에 미치는 영향이 적습니다.

중간포도막염

모양체에 생긴 염증으로, 시력이 약간 떨어지고 눈앞에 파리 같은 것이 왔다갔다 하는 비문증(날파리증)이 생기지만 증상이 없을 수도 있습니다. 염증이 오래되면 백내장, 망막박리, 유리체출혈 등의 합병증이 생길 수 있습니다.

후(뒤)포도막염

망막과 맥락막에 생긴 염증으로, 눈이 약간 부시고 경우에 따라 시력이 떨어질 수 있으나 대부분 눈의 통증이나 출혈이 없습니다. 흉터가 망막에도 남을 수 있습니다.

전체포도막염

포도막 전체에 염증이 발생한 경우이며 가장 심한 포도막염입니다. 베체트병, 하라다병에서 생기는 포도막염이 여기에 해당합니다. 충혈이 생기지만 눈곱이 끼지 않는다고 안심하면 안 됩니다.

포도막염의 원인과 증상

포도막염의 원인

포도막염은 크게 우리 몸 내부의 원인 때문에 발생하는 내인성 포도막염과 외상이나 감염 등의 외부 요인 때문에 발생하는 외인성 포도막염으로 나눌 수 있습니다. 내인성 포도막염은 전신질환의 일부로 나타나는 경우가 많아서, 정확한 진단을 위해서는 전신 검사가 필요합니다. 전신질환으로는 류마티스관절염, 결핵, 베체트병, 강직척추염, 하라다병 등이 있으며, 이런 경우 재발을 반복하며 예후가 좋지 않습니다. 이런 전신질환이 있을 때는 그 병과 함께 포도막염을 치료해야 합니다. 외인성은 외상 때문에 생기기도 하고, 바이러스, 곰팡이, 기생충 등에 의해 생기기도 합니다.

포도막염의 증상

포도막염의 증상은 급성인지 만성인지에 따라 다르고, 발생 부위에 따라 다릅니다. 급성 포도막염에서는 심한 통증이 있고 눈이 부시며 시력이 떨어집니다. 만성 포도막염에서는 심한 통증은 없고, 둔한 통증이 간혹 있으며, 시력저하가 심합니다. 염증이 오래되면 합병 증으로 백내장, 유리체혼탁, 망막 이상, 녹내장 등이 생길 수 있습니다.

🔍 포도막염의 진단과 치료

포도막염의 진단

포도막염은 단순히 포도막염만 있는 경우와 전신 질환의 일부로 있는 경우가 있습니다. 포도막염을 진단하려면 자세한 병력 청취, 시력, 안압, 세극등검사, 유리체 및 망막검사, 혈액검사, X-선 검사, 형광안저촬영, 전기생리학적 검사 등을 합니다.

포도막염의 치료

홍채유착 등의 합병증을 피하기 위해 스테로이드 점안약과 함께 조절 마비제를 씁니다. 조절마비제로 인하여 가까운 글자가 안 보이게 됩니다. 염증이 심하면 전신적인 스테로이드 투여가 필요할 수 있습니다. 만성인 경우 면역억제제나 사이클로스포린의 투여가 필요하기도 합니다. 주의할 점은 치료 도중 증상이 호전되었다고 해서 약을 임의로 끊어서는 안 됩니다. 증상이 호전되어 약을 줄일 때도 의사의 지시에 따라 줄여야 합니다.

치료 후 주의사항

포도막염은 재발이 많습니다. 염증이 자주 재발될수록 또 염증이 오래 갈수록 시력이 떨어질 가능성이 커지고 예후도 나빠지므로, 염증이 시작되면 즉시 안과에 가서 치료받아야 합니다.

강직척추염이란?

관절염의 하나로, 수로 척추를 침범하여 허리를 움직이고 구부리는 데 쓰이는 관절이나 인대에 염증이 생깁니다. 가장 흔한 초기 증상은 몇 개월에 걸쳐 서서히 나타나는 허리와 골반 부위의 만성적인 통증과 뻣뻣함입니다. 이런 증상은 다른 질병에서의 요통과 달리, 쉬면 심해지고, 움직이거나 운동하면 좋아집니다. 시간이 지나 통증과 뻣뻣함이 등·목까지 진행됩니다. 눈에서는 포도막염이 생기면 충혈, 통증 등이 있고, 특히 밝은 불빛을 보면 눈 통증이 더 심해집니다.

🔍 어린이도 포도막염이 생기나요?

어린이도 포도막염이 생길 수 있습니다.

· **외상** : 어린이에서는 종종 외상포도막염이 있습니다. 대개 눈을 부딪히거나 맞아서 생깁니다. 눈을 다친 후 아파하고 빛을 보면 눈 부셔하고 충혈되면 포도막염을 의심해야 합니다. 눈을 다친 것 같으면 안과 진료를 받는 것이 안선합니다.

· **감염** : 홍역, 볼거리, 수두, 가와사키병에 걸리면 급성 포도막염과 각막염이 생길 수 있습니다.

· **어린이 류마티스관절염** : 두 눈에 포도막염이 생길 수 있습니다.

· **베체트병** : 실명률이 높은 포도막염입니다. 눈뿐 아니라 신체의 여러 장기조직, 특히 입이나 성기 등 점막이 있는 곳이 허는 만성질환입니다.

제12장

눈꺼풀

질 환

이 장에서는 어린이에서 생길 수 있는 눈꺼풀 질환으로 맥립종(눈다래끼), 산립종(속다래끼), 부안검, 눈꺼풀처짐에 대해 알아봅니다.

맥립종(눈다래끼)

옛날 어른들은 다래끼가 생기면 "속눈썹을 뽑아 돌 위에 놓고 발로 차면 낫는다"고 했습니다. 전혀 근거 없는 황당한 이야기는 아닙니다. 다래끼는 속눈썹 뿌리 부근의 기름샘에 염증이 생긴 것이기 때문에 속눈썹을 뽑게 되면 염증물질이 배출되는 통로가 만들어지기 때문입니다. 그러나 속눈썹을 함부로 뽑는 것은 좋지 않으며, 또 함부로 하다가는 상처가 덧날 수도 있으므로 안과 진료를 받으셔야 합니다.

눈다래끼는 어떤 병인가요?

맥립종은 흔히 눈다래끼라고 부르는데 눈꺼풀에 감염이 생긴 것입니다. 바깥다래끼는 피부기름(피지)을 만드는 자이스(Zeis)샘과 면역물질을 만드는 몰(Moll)샘에 감염이 생겨 눈꺼풀 바깥쪽으로 빨갛게 부어오르고, 속다래끼는 마이봄샘(Meibomian gland)이 감염되어 눈꺼풀 안쪽으로 생깁니다. 가장 흔한 원인은 황색포도알균입니다.

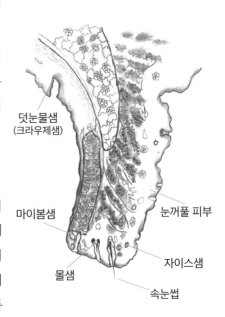

그림 14. **눈꺼풀의 구조**

눈다래끼의 증상

눈꺼풀에 염증이 생겨 눈꺼풀이 붓고 벌겋게 되고 아픕니다. 초기에는 약간 가렵거나 아프거나 약간 불편한데, 자세히 보면 다래끼가 생길 부분이 약간 발그레합니다. 시간이 지나면서 더 벌겋게 되고 부으면서 약간 아프고, 누르면 더 통증이 심해지는 덩어리가 생겼다가 4~5일이 지나면 고름이 나옵니다. 고름이 나오면서 부기가 빠지고 나서 좋아지지만, 간혹 다 빠져나오지 못한 고름이 남아 있기도 합니다. 이때는 병원에서 마저 깨끗이 제거해야 합니다.

눈다래끼는 재발합니다

드물게는 눈다래끼를 달고 산다고 할 정도로 재발하기도 합니다. 자주 생기는 이유는 대부분 눈꺼풀에 있는 피지선의 피지가 나오는 출구를 피지가 막기 때문입니다. 피지 분비가 유난히 많거나, 눈썹 부근을 비누로 닦지 않으면 자주 생깁니다. 피지란 일종의 기름이므로 비누 성분이 있어야 씻깁니다. 눈을 감고 눈썹 뿌리 부근을 비누 거품을 내어 꼼꼼히 닦고, 따뜻한 물로 깨끗이 닦아줍니다. 일반 비누도 괜찮고, 자극이 적은 어린이용 비누(베이비 샴푸)나 눈꺼풀 세척용 세안액도 좋습니다.

🔍 눈다래끼에 걸렸을 때는 이렇게

항생제

항생제를 처방받아 먹을 수 있습니다. 아주 초기에 눈꺼풀이 약간 발그스름하고 불편한 듯할 때 항생제를 먹으면 없어지기도 합니다. 그러나 벌겋고 이미 많이 부은 상태에서 항생제를 먹으면 부은 부분이 줄어들지도 않고 그대로 있으면서 저절로 터지지도 않는 어중간한 상태로 머물러 있을 수 있습니다. 그러므로 초기가 아니고 이미 진행했다면 항생제를 처방하지 않고 저절로 터지기를 기다리기도 합니다. 의사선생님께 맡기시길 바랍니다. 아이들은 눈다래끼에 걸리더라도 대개 불편하다고 말하지 않으므로 초기에 발견하기는 어렵습니다.

안약이나 연고

안약을 넣거나 안연고를 바르는 것이 큰 도움은 안 되지만, 염증 초기에는 넣기도 합니다.

고름이 나온다고 너무 걱정하지 마십시오

고름이 나오면 아이 눈이 나빠질까 봐 걱정하시는 분이 있습니다. 하지만 고름이 나온다고 눈이 나빠지지는 않습니다. 고름이 나오면 깨끗한 휴지나 거즈로 깨끗이 닦아내면 됩니다.

다래끼가 있는 부분을 따뜻하게 온찜질해줍니다

깨끗한 수건을 따뜻한 물에 적셔서 눈 부위에 올려둡니다. 아이들은 협조가 안 되기 때문에 찜질하기 힘들고, 잘못하면 데는 수도 있고 데어도 말을 잘 못해서 모를 수도 있으니 주의해서 합니다.

눈다래끼와 영양은 직접적 관계가 없습니다

간혹 눈다래끼가 잘 생기면 영양이 부족해서 그렇다고 생각하는 분도 계신데, 눈다래끼는 영양과 무관합니다. 아이에게 다래끼를 예방하려고 영양제를 먹이는 것은 소용이 없습니다. 또 소금을 데워서 찜질을 한다든지 계란을 뜨겁게 해서 찜질을 하는 분들도 있는데 도움이 되지 않습니다. 그냥 깨끗한 수건으로 온찜질하는 것이 가장 안전하고 쉬운 방법입니다.

눈다래끼를 예방하는 방법

눈다래끼가 자주 생기는 사람이 눈다래끼를 예방하기 위해서는 눈썹 부분의 위생 상태를 청결하게 유지하는 것이 중요합니다. 가장 좋은 방법은 아침저녁 세수할 때 눈꺼풀과 속눈썹을 깨끗이 닦아주는 것입니다. 눈다래끼가 자주 생겨 눈꺼풀 모양이 보기 싫게 되었던 어린이들이 이렇게 닦기 시작하면서 신기하게 좋아졌다고 하곤 합니다. 위생이 무엇보다 중요합니다.

🔍 눈다래끼의 치료

- 다래끼를 확인하기 위해서 진료를 받는 것이 좋습니다. 초기에는 진료를 받고 항생제를 처방받아서 먹일 수 있습니다.
- 아이의 눈이 이미 벌겋게 부은 다음이면, 필요한 경우 절개해서 고름을 밖으로 빼줍니다. 거의 대부분 눈꺼풀 안쪽을 째므로 대부분 눈에 보이는 흉터가 남지 않고, 상처 부위가 깨끗하며, 남은 고름이 없이 완전하게 다 없애므로 나중에 고름의 일부가 남아서 멍울이 만져질 가능성이 적습니다.

- 눈다래끼는 대부분 눈 안쪽으로 터지므로 흉터가 남는 일은 적으나, 드물게 밖으로 터지면 흉터가 보기 싫게 생길 수 있습니다. 특히 집에서 치료를 하다가 고름이 눈꺼풀 밖으로 터지면 흉터가 남을 수 있고, 고름의 일부가 남아 멍울이 생길 수도 있습니다.
- 눈다래끼가 터지고 나서도 멍울이 없어지지 않는다면 고름이 덜 빠져 고여 있는 것이므로 진료를 받는 것이 좋습니다.

🔍 눈다래끼와 비슷한 다른 병

산립종(콩다래끼)
벌겋게 붓거나 눈곱이 낀 적이 없이 어느 날 갑자기 눈꺼풀에 동그란 구슬 같은 것이 만져지는 병입니다.

안검염
눈꺼풀 전체가 약간 붓고 눈곱이 생깁니다.

결막염
눈의 흰자 부분이 벌겋게 되면서 눈곱이 생깁니다.

안와격막전봉소염
'안와 격막의 앞부분에 염증이 생긴 것'으로, 눈꺼풀 전체가 벌겋게 심하게 많이 붓습니다. 눈다래끼라고 생각하고 방치하면 안와 내로 염증이 커질 수 있으므로 빨리 안과 진료를 받으셔야 합니다.

결막하출혈
결막 밑의 혈관이 터져서 흰자가 빨갛게 됩니다(9장 결막하출혈 참조).

산립종(콩다래끼)

산립종은 눈꺼풀에 있는 마이봄샘 배출관이 막혀 분비물이 고이면서 염증이 생긴 질환입니다. 다래끼와 달리 통증이 없기 때문에 우연히 발견되는 경우가 흔합니다. 작으면 저절로 없어지기도 하지만, 대부분 온찜질을 계속해야 하고, 그래도 없어지지 않으면 수술합니다. 어른의 경우 같은 부위에서 산립종이 자주 재발할 때는 암 같은 종양을 의심해 조직검사를 해야 합니다.

산립종 원인과 증상

- 원인은 분명하지 않고 대개 세균과 무관한 염증입니다.
- 증상은 특별히 없습니다. 눈꺼풀에 동그란 구슬같이 생긴 것이 만져집니다. 어느 정도 움직이며, 눌러도 아프지 않습니다. 대개 윗눈꺼풀에 생기고 크기가 작습니다.
- 때로 염증을 일으켜서 빨갛게 부어 아프기도 합니다(급성산립종). 멍울은 자연적으로 흡수되기도 하나 보통은 그대로 있습니다.
- 산립종이 중년에 들어 자꾸 같은 부위에 재발한다면 지방 분비샘의 악성종양일 가능성도 있으므로 조직검사로 확인해야 합니다.

산립종의 치료

- 온찜질을 하면 없어지기도 합니다. 없어지지 않는 경우 그 부위에 소염제를 주사하기도 합니다. 정 안되면 수술합니다.

- 산립종 제거술은 눈꺼풀 안쪽에서 하기 때문에 밖에서 흉터가 보이지 않습니다.
- 진통제나 안약은 전문의 처방에 따라 사용하세요. 수술 부위에 통증·부종·발적이 있거나, 피가 나오거나, 두통·근육통·전신적인 쇠약감·발열과 같은 감염 증상이나 시력 변화가 있으면 바로 안과 진료를 받으셔야 합니다.

부안검(덧눈꺼풀)

속눈썹이 눈을 찌르는 질환에는 크게 부안검(副眼瞼)과 안검내반(眼瞼內反)이 있습니다. 부안검은 덧눈꺼풀이라고도 하는데, 아랫눈꺼풀 피부와 그 아래 지방 과잉으로 흔히 어린이에서 많습니다. 안검내반은 눈꺼풀이 안쪽으로 휜 것으로 눈꺼풀속말림이라고도 합니다. 부안검은 나이가 들면서 점차 좋아지기도 하나 심하면 수술해야 합니다.

🔍 부안검이란 어떤 병인가요?

속눈썹이 눈을 찌르는 부안검

부안검은 동양 어린이에게 흔합니다. 아랫눈꺼풀 피부와 피하지방이 너무 많아서 아랫눈꺼풀의 끝을 눈쪽으로 밀어 속눈썹의 방향이, 바깥으로 향하는 것이 아니라 눈쪽으로 향하게 되어 눈을 찌르는 병입니다. 주로 코쪽 1/3 내지 1/2의 아랫눈썹이 눈을 찌르는 경우가 많습니다. 안과에서 세극등검사로 진단합니다.

이럴 때는 부안검을 의심해야 합니다

눈물을 많이 흘리거나, 유난히 햇빛을 못 보거나, 눈곱이 자주 끼거나, 옆에서 볼 때 속눈썹이 눈을 찌르거나, 눈을 자꾸 찡그리거나, 심하게 비비는 경우 부안검을 의심해야 합니다.

나이가 들면 좋아지기도 한다면서요?

아이가 나이가 들어 콧등이 높아지면서 피부가 팽팽하게 당겨지면 저절로 좋아지기도 합니다. 그러나 이것은 각막이 심하게 손상되지 않는 경우나 그저 눈썹 몇 개가 닿는 정도인 경우 해당됩니다. 부안검이 심하면 나이가 들어도 별로 좋아지지 않는 경우가 많습니다.

🔍 부안검의 치료

눈썹을 뽑기도 합니다
눈썹이 몇 개만 닿는 경우 안과에서 세극등으로 보면서 임시방편으로 눈썹을 뽑아주기도 합니다. 이때 세극등에 얼굴을 잘 대고 있어서 눈썹을 잘 뽑을 수 있는 어린이는 괜찮지만, 협조가 안 되어 우는 아이의 경우 세극등을 보지 않고 육안으로 보면서 뿌리까지 잘 뽑기는 어렵습니다. 뽑다가 눈썹 중간이 끊어지면 비교적 가느다란 눈썹 끝이 아니고 두꺼운 눈썹 중간 부분이 눈을 찌르게 되어 상처가 더 크게 납니다.

얼마나 자주 뽑아야 하나요?
눈썹을 뽑아주면 대개 2~3주가 지나면 다시 눈썹이 나오게 됩니다. 그러므로 이 정도 간격으로 뽑아주게 됩니다. 그러나 눈썹을 2~3주 간격으로 제대로 뽑는다는 것이 매우 어렵고 애들한테 주는 압박감도 심합니다. 각막이 헐 정도의 부안검이라면 수술하는 편이 바람직합니다.

🔍 부안검의 수술

어떻게 수술합니까?
덧눈꺼풀의 주름진 피부를 잘라주고 눈썹이 밖으로 향하도록 합니다.

집에서 눈썹 뽑아도 되나요?
권장하지 않습니다. 몇 개 정도만 닿는 경우 조심스럽게 뽑아줄 수는 있습니다. 하지만 어린 아이들이 눈썹을 뽑는데 가만히 있을 리가 없습니다. 움직이다 보면 중간이 끊어지는 경우가 생기는데, 이렇게 중간이 끊어진 눈썹은 눈썹의 끝보다 더 굵고 더 뻣뻣하고 날카로워 눈에 닿으면 더 심하게 손상을 줄 수 있습니다.

언제 수술해야 하나요?

나이가 들면서 저절로 좋아지는 경우가 있으므로 나이가 어리면 어느 정도 기다려볼 수 있지만, 다음의 경우는 안과 의사의 신료를 받고 수술을 받는 것도 고려해야 합니다.

- 각막이 심하게 헌 경우: 눈썹이 심하게 눈을 찔러 까만 부분인 각막이 심하게 긁혀서 상처가 많이 있으면 수술을 하는 것이 낫습니다. 눈썹이 너무 심하게 찔러 각막이 심하게 다치면 각막에 흉터가 생겨서 투명해야 하는 각막이 희끗하게 변할 수 있습니다.
- 난시가 심한 경우: 눈썹이 눈을 찌르면 난시가 생길 수 있습니다.
- 눈썹이 많이 닿는 경우: 코쪽 1/2의 거의 모든 눈썹이 다 눈에 닿으면 나이가 들어도 별로 좋아지지 않는 경우가 많습니다.

이럴 때는 수술을 미루어도 괜찮습니다

눈썹이 닿지만 각막이 약간 헌 정도이고 별 증상이 없으면 기다려봅니다. 나이가 어리면 눈썹이 비교적 가늘고 부드러워 각막에 큰 손상을 입히지 않을 수 있습니다. 특히 2~3세 미만의 어린이에서 코쪽 눈썹 몇 개가 닿고 각막이 약간 헌 정도라면 더 기다려볼 수 있습니다.

수술의 기준이 되는 나이가 있나요?

보통은 2~3세 정도 되어도 좋아지지 않으면 수술을 하게 되는데, 이 기준이 절대적인 것은 아닙니다. 수술하는 나이는 눈 손상 정도에 따라서 달라지므로 진료를 받고 결정해야 합니다. 어린이 코가 하루아침에 높아지는 것이 아니므로 눈썹의 대부분이 검은동자(각막)에 가서 닿는 경우, 3세가 넘는다고 그 많은 눈썹이 안 닿게 될 것이라고 기대하기는 힘듭니다. 그냥 두면 난시가 생기고, 햇빛을 못 보고 힘들어하고, 계속 비벼대고, 각막은 각막대로 많이 헐고, 고생만 오래 합니다. 결국 수술을 안 하고는 해결이 안 되는 경우가 많습니다.

부안검, 수술 안 받고 그대로 두면 어떻게 됩니까?

• 시력이 떨어질 수 있습니다. 눈썹이 심하게 눈을 찌르면 까만 부분인 각막이 심하게 긁혀서 상처가 많이 납니다. 눈썹이 너무 심하게 찔러 각막이 심하게 다치면 각막에 흉터가 생겨서 투명해야 하는 각막이 희끗하게 변할 수 있습니다. 이 경우 시력이 떨어질 수 있습니다.

• 충혈이 자주 생기기도 합니다. 눈썹이 각막뿐 아니라 흰자인 결막도 찌르므로 충혈이 자주 생길 수 있습니다.

• 난시가 많이 생깁니다. 난시란 동그랗게 축구공같이 생겨야 할 눈이 럭비공같이 생긴 것입니다. 눈썹이 눈을 찌르니 불편하여 눈을 자꾸 깜박이고 손으로 비벼 각막 모양이 변하여 생길 수 있습니다. 부안검을 가진 어린이는 정상 어린이보다 난시로 발전할 가능성이 높을 뿐 아니라 난시 정도도 심할 수 있습니다.

수술 후 흉터가 생기나요?

네. 흉터가 남습니다.

또 다른 수술의 문제점은 없나요?

눈썹 방향을 밖으로 향하도록 피부 밑에 녹지 않는 실로 봉합하는데, 그 실의 매듭이 커서 약간 볼록 나와 보이는 경우가 드물게 있습니다. 그리고 눈 밑으로 주름이 하나 생기는 경우가 있습니다.

전신마취를 하기 때문에 전신마취에 따른 위험이 있습니다

전신마취의 위험은 차가 인도로 뛰어들 빈도와 비슷하거나 더 낮다고 생각하시면 맞습니다. 차가 인도로 뛰어들까 봐 밖에 나가지 못하고 종일 집에만 있을 수는 없습니다. 전신마취가 바로 그렇습니다. 전신마취의 위험보다는 수술을 하지 않을 때의 문제점이 훨씬 클 때 전신마취를 합니다.

다시 재발할 수 있습니까?

시간이 지나면서 다시 눈썹이 닿을 수 있습니다. 수술 후 수개월이 지나 다시 닿는 경우가 있으므로 정기적인 관찰이 필요합니다.

눈꺼풀처짐(안검하수)

윗눈꺼풀이 아래로 처진 경우입니다. 보기 싫어도 뭐 큰 문제 없겠거니 그냥 두는 부모도 있습니다. 어린이에서는 시력 발달에 지장이 있을 수 있으니 주의해야 합니다.

🔍 눈꺼풀처짐이란 어떤 병인가요?

눈꺼풀처짐이란?
윗눈꺼풀을 위로 올리는 근육(윗눈꺼풀올림근) 힘이 약해 윗눈꺼풀이 아래로 처진 상태를 눈꺼풀처짐이라고 합니다.

눈꺼풀처짐, 무엇이 문제인가?
눈꺼풀처짐은 미용상 보기 흉하다는 점 외에도 아이에서는 어른과 달리 눈을 가려 시력 발달에 지장을 받아 약시가 생길 수 있고, 각막을 눌러 난시가 생길 수 있습니다.

눈꺼풀처짐의 증상
처진 눈꺼풀이 눈동자를 덮어 심한 경우 시야(보이는 범위)가 가려집니다. 시야가 가려지면 턱을 위로 치켜들고, 윗눈꺼풀올림근 외에 이마 앞쪽에 있는 전두근이라는 근육까지 써서 눈꺼풀을 들어올립니다. 전두근을 쓰면 이마에 주름이 생깁니다.

🔍 눈꺼풀처짐의 원인

눈꺼풀처짐에는 태어날 때부터 있는 선천눈꺼풀처짐과 나이가 들면서 생기는 후천눈꺼풀처짐 두 가지 종류가 있습니다.

선천눈꺼풀처짐
선천눈꺼풀처짐은 대개 윗눈꺼풀올림근이 제대로 발달하지 못해 눈꺼풀을 올리는 힘이 약해서 생깁니다. 한 눈 또는 두 눈에 생깁니다. 선천눈꺼풀처짐 어린이는 출생 직후에는 두 눈 또는 한 눈을 뜨지 못하다가, 이후 자라면서 조금씩 눈을 뜨기 시작합니다. 목을 가눌 수 있는 물체를 쳐다볼 수 있는 나이가 되면, 특히 두 눈이 모두 처지면 턱을 위로 치켜들고 봅니다.

후천눈꺼풀처짐
후천눈꺼풀처짐이란 나이가 들면서 윗눈꺼풀이 처지는 것입니다. 아래로 처진 윗눈꺼풀이 시선을 가리므로 턱을 치켜듭니다. 후천눈꺼풀처짐은 뇌출혈 등의 뇌혈관장애나 종양, 노인성 변화, 외상 등으로 인한 윗눈꺼풀올림근의 기능약화, 중증근무력증, 윗눈꺼풀올림근 지배신경인 제3뇌신경 마비 등으로 인해 일어납니다.

🔍 눈꺼풀처짐의 치료

선천눈꺼풀처짐을 치료할 때는 시력 발달을 도와주는 것과 아래로 처진 눈꺼풀에 대한 미용 교정 두 가지 측면을 고려해야 합니다.

두 눈 눈꺼풀처짐인 경우
두 눈 눈꺼풀처짐인 경우 대개는 턱을 치켜올려 두 눈을 다 사용하여 물체를 쳐다보기 때문에 두 눈 시력은 정상적으로 발달합니다. 따라서 두 눈 눈꺼풀처짐은 미용적 문제에 대해서만 교정 수술을 받으면 됩니다. 이 경우 수술은 대개 만 3세 이후에 시행합니다.

한 눈 눈꺼풀처짐인 경우

아래로 처진 윗눈꺼풀이 시선을 가리지 않고 눈을 사용하는 데 지장이 없으면, 대개 3세 이후에 수술합니다. 그러나 한 눈 눈꺼풀만 많이 처져서 동공을 가리면 시력 발달이 안 되고 약시가 생길 수 있습니다. 이 경우에는 좀더 일찍 수술합니다.

정기적인 검사가 필요합니다

동공을 가리지 않더라도 처진 눈꺼풀이 눈을 계속 눌러 난시가 생기고, 난시로 인해 이차적으로 약시가 생길 수 있습니다. 그러므로 정기적으로 굴절검사와 시력검사를 하여 난시나 약시가 발생하지 않는지 확인해야 합니다.

어린 아기의 경우

생후 2~3개월 정도의 아주 어린 아기에서는 시력 발달을 돕기 위해 보조적인 방법으로 반창고를 이용해서 처진 윗눈꺼풀을 이마에 끌어올려 붙임으로써 눈을 볼 수 있게 해주기도 합니다. 경우에 따라서는 정상안을 일정 시간 안대로 가려줌으로써 눈꺼풀처짐이 있는 눈을 강제로 사용하게끔 하기도 합니다.

중증근무력증에 의한 눈꺼풀처짐

약물로 치료하는 경우가 대부분입니다.

안검염

안검염이란 안검(눈꺼풀)에 생긴 염증입니다. 안검염이 생기면 눈꺼풀이 붓고 눈썹에 심하게 분비물이 생겨 달라 붙습니다. 특히 아침에 가장 심합니다. 증세로는 눈꺼풀이 아프고, 붓고, 눈 속에 뭐가 든 것 같은 이물감이 생깁니다. 안검염은 눈꺼풀 끝부분을 비누, 베이비 샴푸나 눈꺼풀 세척용액으로 잘 닦고, 필요하면 항생제를 써야 합니다.

🔍 눈꺼풀처짐, 교정 수술 후 주의사항

윗눈꺼풀을 맘대로 올렸다 내렸다 할 수 없습니다

눈꺼풀처짐 교정수술은 아래로 처진 윗눈꺼풀을 위로 끌어올려 고정시킨 것이기 때문에 수술 후 정면을 볼 때는 정상처럼 보이지만 아래를 쳐다볼 때는 윗눈꺼풀이 아래로 내려가지 않아 흰자위가 보이게 됩니다. 수술 후 몇 년 정도 시간이 흐르면 그 정도가 덜해지지만 아래를 볼 때 또는 잘 때 눈꺼풀 모양이 약간 표시가 납니다. 한 눈 눈꺼풀처짐의 경우, 수술 후 두 눈의 모양이 차이가 날 수 있습니다.

상처나 염증이 발생할 수 있습니다

수술 후 상당 기간 잠잘 때 눈을 뜨고 자게 되며, 이때 노출되는 부분(각막)에 상처 및 염증이 발생할 수 있습니다. 이를 예방하려면 수술 후 인공누액(인공눈물) 안약을 자주 점안하여야 하며, 눈을 완전히 감고 잘 수 있을 때까지는 잠잘 때 인공누액 연고를 눈에 넣어주어야 합니다. 또한 정기적으로 외래 진찰을 통하여 각막에 상처나 염증이 생기지 않는지 관찰해야 합니다.

제13장

이럴 때는

어떤

이상인가요?

이럴 때는 어떤 이상인가요?

아이는 자기 눈이 얼마나 나쁜지, 자기 눈에 어떤 이상이 있는지 잘 모릅니다. 소중한 아이 눈을 지키기 위해서는 1년에 한두 번 정도 정기검진을 생활화하는 것이 안전합니다. 이 장에서는 증상이 있을 때 어떤 눈 이상을 생각해야 되는지 알아봅니다.

🔍 눈을 가늘게 뜨고 봐요

근시

아이가 눈을 가늘게 뜨고 본다면 근시가 있을 수 있습니다. 눈을 가늘게 뜨고 보면 동공을 일부 가려서 좀더 작은 구멍을 통해 보게 됩니다. 그러면 상이 더 뚜렷이 보입니다. 바늘구멍 사진기는 두 개의 빈 통과 유리만으로 이루어져 있고 카메라처럼 렌즈가 있는 것도 아니지만 바늘구멍을 통해 물체가 잘 보입니다. 이처럼 조리개를 작게 하여 심도를 깊게 만들어 잘 보이게 하는 효과를 핀홀효과라고 합니다. 이 효과는 작은 구멍을 통해서 볼 때만 있습니다. 따라서 작은 구멍을 통해서 보지 않으면 다시 잘 안 보이게 됩니다. 통신판매로 눈이 좋아진다면서 작은 구멍을 뚫은 눈가리개를 파는데, 이는 그걸 쓸 때만 더 낫게 보이는 것이지 치료 효과가 있는 것은 아닙니다.

🔍 눈이 모여 보여요

내사시

눈이 모여 보인다면 내사시일 가능성이 있습니다. 내사시에는 진짜 내사시가 있고 가성내사시(가짜 내사시)가 있습니다. 가성내사시는 사시 같아 보이는 경우이고 사시가 아닙니다. 가성내사시는 눈 안쪽 피부가 흰자인 결막을 덮고 있기 때문에 몰려 보이는 것입니다. 나이가 들면서 코가 높아지고 피부가 당겨지면 정상으로 보입니다. 하지만 진짜 내사시와 가성내사시의 정확한 진단은 병원에 가셔서 확인하셔야 합니다. 유아내사시는 그대로 방치하면 양안시(두 눈을 같이 사용하여 보는 기능) 발달에 복구될 수 없는 손상을 초래하므로 반드시 안과 검진을 받으시기 바랍니다.

눈이 몰린 것이 언제까지 좋아지지 않으면 문제입니까?

언제까지라고 말할 것도 없이 눈이 몰려 보이면 바로 안과 진료를 받는 것이 좋습니다. 많은 사람들이 신생아는 내사시가 있어도 정상이라고 생각하지만 사실은 그렇지 않습니다. 1994년 미국 MIT 공대의 영아시기능연구실에서 나온 연구에 의하면 대부분의 1세 미만의 영아가 생후 1개월에 사시가 없거나 약간의 외사시가 있었습니다. 이 외사시는 4개월이 되었을 때 없어져서 생후 4개월에는 모든 영아가 정위였습니다. 즉 정상 신생아에서는 눈이 안으로 몰린 내사시가 거의 없었습니다. 영국의 또 다른 연구에 의하면 대부분의 신생아는 생후 2개월 동안은 눈의 위치가 불완전하여 내사시가 되기도 하였으나, 2개월 이후에는 사시가 없었습니다. 그러므로 내사시가 2개월 이후에도 지속되면 이는 정상이 아닙니다.

유아내사시는 저절로 좋아지지 않습니다

생후 6개월 이전에 생기는 내사시인 유아내사시는 저절로 좋아지는 일이 매우 드뭅니다. 아주 드물게 유아내사시가 저절로 좋아진 경우가 보고된 바 있으나 세계적으로 수를 셀 정도로 매우 드문 일입니다. 가끔 나이 들어 병원에 온 유아내사시 어린이 보호자께 왜 이제 오셨느냐고 하면 할머니가 좋아질 거라고 했다든가 동네 아주머니가 괜찮다고 했다고 하십니다. 거의 전 국민이 의료보험의 혜택을 받는 나라에서 의학 교육을 전혀 받지 않은 일반인에게 자문을 구하는 것보다는 진료를 받는 것이 당연합니다. 전문가가 아닌 사람이 괜찮다고 한 말을 믿다가는 사시의 치료 시기를 놓칠 수 있습니다.

🔍 자꾸 위를 쳐다봐요

생후 1년 이내의 아기들이 눈을 위로 뜨고 보는 경우가 있습니다. 이런 경우 드물지만 신경학적 이상이 같이 있는 경우도 있습니다. 아기에게 뇌 이상이 없다면 대부분 시간이 지나면서 저절로 좋아집니다. 일단 병원에 가서서 다른 이상이 같이 있는 것은 아닌지 검사해볼 필요가 있습니다.

🔍 얼굴을 돌려 봐요

아이가 물체를 볼 때 얼굴을 돌리고 본다면 굴절이상, 사시, 눈떨림 등의 눈 이상이 있을 가능성이 있습니다. 안과 검사를 받으시기 바랍니다.

굴절이상

굴절이상(근시·난시·원시)이 있으면 얼굴을 돌리고 볼 수 있습니다. 얼굴을 돌리고 보면 동공(애기동자)의 일부가 가려지는 핀홀효과가 생깁니다. 아이가 고개를 옆으로 돌리고 곁눈질로 보는 경우, 가장 많은 원인은 굴절이상입니다.

사시

사시가 있을 때도 얼굴을 돌리고 볼 수 있습니다. 보는 방향에 따라 사시의 정도가 달라진다면 아이는 사시가 작아지는 방향으로 얼굴을 돌리고 보게 됩니다.

눈떨림

- 눈떨림이 있으면 얼굴을 돌리고 보기도 합니다. 눈떨림은 안진(眼震) 또는 안구진탕이라고도 하는데, 이는 안구가 자신의 의지와 상관없이 흔들리는 것을 말합니다.
- 눈떨림이 가장 적어지는 지점이 있으면 얼굴을 돌려 눈을 그 지점에 맞춰 눈떨림을 적게 합니다.
- 눈떨림 가족력이 있는 경우가 아니라면 뇌 이상과 관련될 가능성이 있어 정밀검사가 필요합니다.
- 시력은 눈이 흔들리는 정도에 따라 다를 수 있습니다.
- 수술로 눈의 흔들림을 없앨 수는 없으나, 고개를 기울이거나 얼굴을 돌리는 등의 이상 머리 위치는 수술로 도움을 받을 수 있습니다.

부안검

드물지만 눈썹이 눈을 찌르면 얼굴을 돌려 눈썹이 덜 닿는 방향에 눈이 위치하도록 하기도 합니다.

🔍 고개를 기울여요

고개가 기울어진 것을 '기울 사(斜)' '목 경(頸)' 자를 써서 '사경'(고개기울임)이라고 합니다. 사경은 여러 가지 원인으로 생길 수 있습니다. 목 근육 이상인 경우보다 눈 이상이 있어 고개가 기울이는 경우가 더 많아 우선 안과 진료를 받아 눈 이상은 없는지 확인해야 합니다. 고개가 기울어지는 원인 중에 사시도 있다는 것을 꼭 염두에 두서야 합니다. 해리수직편위, 마비사시가 있는 경우에도 고개기울임이 있을 수 있습니다. 눈 때문에 고개가 기울어졌는데 몇 년 동안 물리치료 받고 심지어는 목 근육 수술까지 받아 큰 흉터가 남는 경우도 본 적이 있습니다.

사시

사시가 있으면 한쪽으로 고개가 기울거나, 턱을 올리거나 내리거나, 얼굴을 돌릴 수 있습니다. 고개를 한쪽으로 기울여 '12시 5분 전'이라는 별명을 가진 분들 중 상당수가 사시로 인한 사경일 가능성이 높습니다. 예를 들면 아래를 볼 때는 외사시가 커지고 위를 볼 때는 외사시가 작아진다면 고개를 숙이고 위로 봅니다. 예전에 한 군인이 이런 사시였는데 군대에서 다른 사람을 째려본다고 구타당해 군병원에 입원했는데 간호장교가 눈 이상일지 모른다고 안과 군의관에게 보내 사시 진단을 받았습니다. 이렇게 고개를 돌리거나 기울이는 사람을 보면 눈 이상이 아닐지 꼭 생각해주십시오. 고개기울임과 관련된 이상 중 상사근 마비가 있습니다. 상사근은 제4뇌신경에 의해 지배받는데 선천적으로 상사근 마비가 있거나 후천적인 경우로 교통사고로 머리를 다쳐 제4뇌신경 마비가 생기면 고개를 기울입니다. 이 경우 평소 기울이던 반대 방향으로 고개를 기울이면 한 눈이 위로 올라가서 진단에 도움을 받을 수 있습니다.

눈떨림

눈떨림이 있으면 한쪽으로 고개가 기울거나, 턱을 올리거나 내리거나, 얼굴을 한쪽으로 돌릴 수 있습니다.

부안검

드물지만 눈썹이 눈을 찌르면 고개를 기울여 눈썹이 덜 닿는 방향에 눈이 위치하도록 하기도 합니다.

🔍 햇빛을 못 봐요

외사시

외사시에서 그 이유는 아직 모르지만 밖에 나가면 한 눈을 찡그립니다. 사시인 것은 모르고 밖에서 눈을 찡그려서 안과 갔다가 외사시 진단을 받기도 합니다.

부안검

눈썹이 각막을 찔러 각막이 헐면 햇빛과 밝은 빛에서 눈을 찡그립니다.

망막병증

드물지만 망막변성, 포도막염, 산동제나 조절마비제를 넣고 난 후, 홍채 이상이 있는 경우 등에서 빛을 보기 힘들 수 있습니다.

각막이상

각막이 헐거나 다치면 밝은 빛을 잘 못 봅니다. 눈썹이 각막을 찌르는 경우가 가장 많지만 콘택트렌즈를 끼다가 각막이 다치기도 하고, 유행각결막염 때문에 염증이 생겨 빛을 못 보기도 합니다. 건성안에서도 눈물이 각막을 잘 보호해주지 못해 각막이 헐 수 있습니다.

선천녹내장

매우 드물지만 선천녹내장이 있어도 각막에 변화가 생기면서 빛을 보기 힘들어할 수 있습니다.

눈 이상이 아닌 경우

눈 이상이 아닌 경우로서 드물지만 편두통을 비롯한 여러 종류의 두통, 뇌수막염, 뇌종양 등이 있을 때 빛을 보기 힘들어할 수 있습니다.

🔍 눈꺼풀에 동그란 것이 만져져요

산립종(콩다래끼)

눈꺼풀에 동그란 것이 만져지면 산립종일 경우가 가장 많습니다. 대개 0.5cm 정도의 동그란 구슬 같은 것이 만져지는데, 약간 움직여지고 눌러도 아프지 않습니다. 온찜질을 계속하면 없어지기도 하나 없어지지 않으면 안과에서 수술합니다. 그 외 눈다래끼도 동그란 것이 만져질 수 있는데, 이때는 눈꺼풀이 벌겋게 변하고 붓고 약간 아프므로 산립종과는 구별이 됩니다.

유피종

윗눈썹의 바깥쪽에 유피종이라는 것이 생길 수 있습니다. 유피종은 대개 1cm 이상으로 크고 동그랗습니다. 저절로 없어지지는 않으며 사춘기 동안에 크기가 커지거나 그대로 있습니다. 수술로 제거하는데 수술 시기는 크기와 진행 상태를 보고 결정합니다.

🔍 눈에 눈곱이 끼어요

눈의 흰자위을 덮은 투명한 막(결막)이나 검은동자(각막)에 염증이 생기면 눈곱이 많이 생깁니다.

결막염

눈곱이 많이 끼는 경우는 결막염이 대부분으로, 유행각결막염이나 급성출혈결막염이 가장 많습니다. 바이러스나 세균 등에 감염되어 생기고, 전염됩니다. 태어날 때 엄마 산도를 통과하면서 세균에 감염되어 눈곱이 끼기도 하는데, 이를 신생아결막염이라고 합니다.

급성인후결막염

감기 바이러스가 눈의 결막까지 염증을 일으키면 인후결막염으로 눈곱이 낍니다. 주로 아이에서 발생하며, 감기 후 눈이 빨개지고 눈곱이 끼면 이 병을 의심할 수 있습니다. 급성 결막염과 인후염(목감기)이 같이 발생하는 것이 특징이며, 귀나 목 주위의 림프선(임파선)이 붓고 열이 나게 됩니다. 전염되며 유행각결막염에 비해 비교적 가벼운 경과를 가지게 됩니다.

부안검(덧눈꺼풀)

눈썹이 눈에 계속 닿아 자극을 받으면 눈곱이 낄 수 있습니다.

코눈물관막힘(비루관폐쇄)

눈물길이 막히면 눈물이 코로 내려가지 못하고 고이게 됩니다(제2장 눈의 구조, 그림 4 눈물기관의 구조 참조). 하수구가 막히면 썩듯이 눈물길이 막히면 염증이 생기는 코눈물관막힘이 있습니다. 선천적으로 눈물길이 제대로 발달되지 못하면 눈물이 코로 잘 내려가지 못해 눈곱이 낍니다. 이를 선천코눈물관폐쇄라고 합니다. 이때는 눈의 코쪽 가장자리를 마사지 해주면서 지켜보다가 필요하면 적절한 수술을 합니다.

각막염

드물지만 검은동자(각막)에 염증이 생겨도 눈곱이 많이 낍니다. 각막이 투명해야 되는데 각막염을 앓고 나면 각막이 간유리처럼 약간 뿌옇게 변해 시력이 떨어지게 됩니다. 각막염은 한시라도 빨리 치료해야 됩니다.

🔍 속눈썹이 눈을 찔러요

부안검, 안검내반, 첩모난생
속눈썹이 눈을 찌르는 병은 여러 가지가 있는데, 안검내반이나 첩모난생처럼 중국영화 제목 같은 병들이 바로 이런 병들입니다. 우리나라의 아이들에게 속눈썹이 눈을 찌르는 경우는 대부분 부안검이라는 병입니다. 첩모난생은 비교적 드물게 생깁니다.

안검염(눈꺼풀염증), 안검하수(눈꺼풀처짐)
이 밖에 눈꺼풀에 나타나는 질환에는 안검염, 안검하수 등이 있습니다. 다운증후군과 같은 염색체 질환, 뇌성마비 등에서는 눈썹이 눈을 찌르는 경우가 많으므로 안과 진찰을 받는 것이 안전합니다.

🔍 눈을 비벼요

알레르기결막염
알레르기결막염은 가려운 특징이 있어 가려움 때문에 눈을 비빌 수 있습니다. 알레르기 있는 아이가 더러운 손으로 계속 비빈다면 눈꺼풀이나 결막에 염증이 심해지거나 결막염에 옮을 가능성이 큽니다. 알레르기결막염은 가려운 것뿐만 아니라 눈물이 나고, 결막이 약간 충혈되고, 결막과 눈꺼풀이 붓고, 눈곱이 생길 수 있습니다. 어떤 경우에는 흰자가 너무 많이 부어 풍선같이 부풀어 눈 밖으로 나오기도 합니다.

안검내반, 첩모난생, 안검염, 안검하수

• 안검내반이란? 안검내반(眼瞼內反)은 '안검(눈꺼풀)이 안쪽으로(內) 휜(反) 것'으로 '눈꺼풀 속말림'이라고도 합니다. 덧눈꺼풀과 구분해야 합니다. 덧눈꺼풀은 눈둘레근과 피부가 위쪽으로 밀려서 아래쪽을 볼 때 속눈썹이 각막에 닿지만, 눈꺼풀속말림은 눈꺼풀테가 안쪽으로 말려 있으므로 속눈썹이 항상 각막에 닿습니다.

• 첩모난생이란? 첩모는 '속눈썹 첩(睫)' '털 모(毛)' 자로 알 수 있듯이, 속눈썹을 말합니다. '속눈썹이 불규칙적으로 어지럽게(亂) 나 있어(生)' 각막에 상처를 입힐 수 있을 정도로 안쪽으로 자라는 것을 첩모난생(睫毛亂生)이라고 합니다. 결막 충혈이나 각막염 등의 증상을 일으킬 수 있습니다.

• 안검염이란? 안검염(眼瞼炎)은 '안검에 염증이 생긴 것'으로 '눈꺼풀 염증'이라고도 합니다. 안검염이 생기면 눈꺼풀이 붓고 눈썹에 심하게 분비물이 생겨 달라 붙습니다.

• 안검하수란? 안검하수(眼瞼下垂)는 '안검이 아래로(下) 늘어진(垂) 것'으로, '눈꺼풀처짐'이라고도 합니다.

부안검

부안검 때문에 눈썹이 눈을 찌르는 경우 아이가 눈을 비비거나 빛을 잘 못 보고 자주 깜박일 수 있습니다. 눈의 검은동자인 각막이 눈썹에 찔려서 혈면 수술을 필요로 할 수 있습니다.

🔍 눈이 충혈되었어요

결막염

눈이 충혈되는 경우 결막염이 가장 많지만, 결막염이 아닌 경우도 있습니다. 결막염은 비교적 가벼운 병이지만 각막염, 포도막염은 중한 병입니다. 충혈되었는데 그냥 결막염이려니 하고 두지 말고 안과 진료를 받아야 합니다. 특히 눈곱이 끼지 않는다면 결막염이 아닐 가능성이 높으니까 빨리 진료를 받아야 합니다.

각막염

각막에 염증이 생겨서 눈이 충혈될 수 있습니다. 각막염은 빨리 치료를 받지 않으면 시력을 잃을 수 있습니다.

포도막염

포도막은 눈에 산소와 영양분을 공급하는 혈관 막입니다. 포도막염도 빨리 치료받지 않으면 시력을 잃을 수 있습니다.

코눈물관폐쇄

눈물길이 막혀서 염증이 있으면 눈곱이 끼고 충혈될 수 있습니다.

선천녹내장

매우 드물지만 선천녹내장에서도 충혈될 수 있습니다.

🔍 눈 흰자에 검은 점이 있어요

오타모반

눈의 흰자 부분에 거무스레하게 보이는 것이 '오타모반'입니다. 이것은 점의 한 종류인데, 경계가 불분명하게 넓게 퍼져 있고 점처럼 튀어 올라 있지 않습니다. 오타모반이 아주 넓게 있어서 눈속의 방수가 나가는 배출구까지 오타모반이 있으면 눈 속의 압력이 높아져서 시신경이 망가지는 녹내장이 생길 수 있습니다. 그러므로 오타모반이 매우 크다면 정기적으로 안압을 확인하고 시신경 검사를 받는 것이 안전합니다.

눈 흰자에 피가 보여요

눈 흰자(결막)의 일부가 갑자기 빨갛게 되는 결막하출혈이 있습니다. 대부분 특별한 원인 없이 생깁니다. 기침을 많이 하거나 소리를 많이 지른 후에도 생길 수 있고, 드물게 피가 잘 굳지 못하거나, 간에 이상이 있어도 생길 수 있습니다.

🔍 눈물이 많이 나요

선천코눈물관폐쇄

신생아는 출생 직후에는 눈물이 나지 않다가 생후 3~4일, 길게는 1주 지나면 눈물이 납니다. 신생아의 눈물길이 막혀 있으면 눈물이 밖으로 흐르게 됩니다. 물이 오래 고여 있으면 썩듯이 눈물이 코로 내려가지 못하고 오래 눈물주머니에 고여 있으면 염증이 생겨 눈곱이 많이 낍니다. 이를 '선천코눈물관폐쇄'라고 하고, 흔히 "눈물길이 막혔다"고 말합니다.

결막염

결막염이 있으면 눈곱이 끼고 눈이 빨갛게 충혈되기도 하지만 눈물 역시 많이 납니다. 여러 가지 원인에 의한 결막염에서도 일시적으로 눈물과 함께 눈곱 등의 기타 분비물이 증가합니다. 이런 증상이 생겼을 경우에는 적절한 약물 치료가 필요합니다.

코눈물관폐쇄일 때 대처법

• 코눈물관폐쇄는 대개 위험한 합병증은 없습니다. 그러나 오래 지속되면 주위 조직으로 염증이 번져서 급성 또는 만성의 눈물주머니염(눈물의 배출로 중간에 있는 눈물주머니에 염증이 생기는 것)이 생길 수도 있습니다.

• 코눈물관폐쇄가 맞다면, 집에서는 마사지를 해주시고 눈곱이 많은 경우 점안약을 쓰면 대부분 저절로 좋아집니다. 선천코눈물관폐쇄인 경우 80~90%에서는 생후 1년 내에 저절로 뚫릴 수 있으므로 눈물주머니 부위를 마사지하면서 기다려볼 수 있습니다. 어른에서 후천으로 눈물길이 막힌 경우는 저절로 호전되는 일이 매우 드물기 때문에 원인에 맞는 치료를 받으셔야 합니다.

• 갑자기 코쪽 눈꺼풀이 빨갛게 변하면서 붓고 눈곱이 많이 나면 급성 눈물주머니염이나 다른 염증일 수 있으니 빨리 병원에 가서 치료를 받으셔야 합니다.

부안검

눈썹이 검은동자(각막)를 찌르면 각막이 헐고 자극을 받아 눈물이 많이 납니다. 특히 햇빛을 보면 눈을 잘 뜨지 못하고 찡그리고 눈물이 많이 날 수 있습니다.

선천녹내장

아주 드물지만 선천녹내장에서 밝은 빛을 잘 못 보고 눈물을 흘릴 수 있습니다.

🔍 눈을 자꾸 깜박거려요

각막염, 결막염, 부안검, 틱증후군

눈썹이 자꾸 검은동자에 닿기 때문에 불편해서 눈을 깜박거릴 수도 있습니다(부안검). 드물지만 알레르기결막염일 때도 눈을 자꾸 비비고 깜박거리기도 합니다. 결막염이나 눈썹이 닿지 않는데 계속 눈을 깜박이면 이때는 틱증후군일 수 있습니다. 틱증후군의 경우 만성화되면 좋지 않으므로 깜박임이 어느 기간 이상 지속되면 정신과 진료를 받는 것이 도움이 될 수 있습니다. 이것이 무슨 중한 정신과 질환이라서가 아니고 조기에 약물치료를 하여 심해지지 않도록 할 필요가 있기 때문입니다. 틱증후군은 눈을 자꾸 깜박이거나 코를 킁킁거리는 등의 증상을 보이는 질환을 말하는데, 많은 아이들이 어른들이 생각하지 못할 정도로 긴장을 느낄 수 있습니다. 깜박임이 심하면 주저하지 말고 정신과 의사를 만나 상담하는 것이 도움이 됩니다.

🔍 엄마와 눈을 못 맞춰요

아기가 생후 2개월 이후에도 눈을 맞추지 못한다든지, 생후 3개월 때까지 따라보기를 못 한다면 많은 경우 눈이나 뇌 시각중추에 심각한 이상이 있을 수 있습니다. 시기능이 늦게 발달해서 그럴 수도 있습니다. 생후 2~3개월이 되어도 엄마와 눈을 못 맞추거나 따라보기를 못 한다면 바로 안과 검사가 필요합니다.

🔍 머리가 아파요

두통은 대부분 시간이 지나면 별문제 없이 좋아지지만, 간혹 뇌 이상으로 두통이 생기는 경우도 있기 때문에 두통이 심하거나 오래 지속되면 진료를 받아보는 것이 좋습니다. 특히 자다가 두통 때문에 깰 정도라면 반드시 자세한 검사를 받아야 합니다.

눈과 두통이 무슨 관련이 있냐고 의아해하실지 모르지만, 눈 이상으로 두통이 생길 수 있습니다. 두통을 일으킬 수 있는 안과 문제로는 난시나 노시안 등의 굴절이상, 잘못된 안경, 가까운 곳을 볼 때 눈모음이 되지 않는 눈모음부족, 심한 건성안, 녹내장, 눈 염증, 눈 주위 신경 및 혈관의 염증 등이 있습니다. 다른 부위 이상은 없는데 원인 모를 두통이 계속될 경우에는 눈 질환이 있을지 모르므로 안과 진료를 받아보는 것이 좋습니다.

굴절이상

굴절이상이 생기면 안경을 써야 사물을 제대로 볼 수 있습니다. 안경을 써야 하는데 안 쓰는 분들 가운데 두통을 호소하는 분들이 많습니다. 안경을 쓰지 않으면 상이 잘 맺히지 않아서 물체를 볼 때 눈에 힘을 주거나 찡그리게 되고, 그러면 눈이 쉽게 피로해지고 그 때문에 긴장두통까지 생길 수 있습니다. 또 안경 도수가 맞지 않을 때도 두통이 나타나는데, 이런 경우 안경 도수를 잘 맞추면 두통은 없어집니다. 또 노시안으로 굴절이상이 생긴 상태에서 근거리용 안경을 쓰지 않고 가까운 것을 오래 보면 눈이 피로하고 심한 두통이 생길 수 있습니다. 나이가 들면 수정체가 탄력을 잃기 때문에 가까운 것을 보려면 모양체 근육을 좀더 많이 써야 합니다. 그러면 모양체 근육이 과도하게 긴장하게 되고 그에 따라 두통이 생기게 됩니다. 가까운 것을 오래 보면 두통이 생긴다면 안과 진료부터 받아보십시오. 제가 아는 산부인과 의사 선생님도 노시안이 온 것을 모르고 두통이 심하다고 뇌전산화촬영(CT)까지 하신 후에 안과에 오셨습니다. 의사도 이럴진대 일반인들은 노시안으로 인한 두통에 대해 더욱 알지 못할 것입니다. 눈 피로에 의한 두통은 많은 경우 눈을 쉬게 하면 증상이 좋아집니다. 근본적인 치료를 위해서는 원인이 되는 굴절이상을 안경 등으로 교정해주어야 합니다.

눈모음부족

눈은 가까운 곳을 볼 때 코쪽으로 눈모음이 일어나서 한 곳에 초점을 맞추게 됩니다. 이때 눈이 잘 모이지 않으면 책을 볼 때 글자가 두 개로 보이고 두통이 생길 수 있습니다. 원인을 알 수 없는 경우가 대부분이고, 드물지만 10대에서도 나타날 수 있습니다. 눈모음 훈련이나 프리즘 안경을 처방하기도 합니다.

녹내장

녹내장은 눈의 압력인 안압이 높아지는 병인데, 보통의 녹내장은 안압이 서서히 높아지기 때문에 두통이나 안통이 거의 없습니다. 그러나 안압이 갑자기 높아지는 폐쇄각녹내장의 경우, 머리가 아프고, 눈도 충혈되면서 아프고, 토하기도 합니다. 폐쇄각녹내장 중 간헐 녹내장 형태가 있는데, 가끔 눈과 머리가 아프고 뿌옇게 보이면서 밝은 불을 보면 테두리나 달무리가 보일 수 있습니다. 특징적으로 극장에서 영화를 볼 때,

뜨개질이나 장부 정리 등의 근거리 작업을 지속적으로 쉬지 않고 할 때, 스트레스나 감기 등으로 전신 상태가 좋지 않을 때 나타납니다. 진통제를 복용하고 한잠 자고 나면 없어지는 경우가 많아 특별히 병으로 생각되지 않는 경우가 많지만, 간헐 녹내장을 방치하면 시신경이 서서히 망가질 수 있습니다.

눈과 눈 주위의 염증

안와봉와직염, 공막염, 전이성 안와 악성종양, 안와위종양 등이 있는 경우 두통이 생길 수 있는데, 이런 경우는 눈이 앞으로 약간 튀어나오기도 합니다. 하지만 후부 공막염 같은 경우는 겉으로 보기에는 이상이 없어 보이기 때문에 주의를 요합니다. 드물지만 눈 주위의 신경이나 동맥 등에 문제가 생겨도 두통을 유발할 수 있습니다.

그 밖에도 원인은 다양합니다

눈과 관련된 두통은 그 정도가 가벼운 두통부터 심각한 질병 때문에 나타나는 두통까지 매우 다양합니다. 머리가 아파서 신경과, 내과, 소아청소년과 등에서 진찰을 받았는데도 특별한 원인을 찾을 수 없을 때는 안과 관련 질환일 가능성이 있습니다. 따라서 원인을 알 수 없는 두통이 있을 때는 안과 전문의의 진료를 받아볼 필요가 있습니다. 머리가 아프다고 임의로 두통약을 사 드시는 것은 자칫 심각한 질환을 더욱 키울 위험이 있으므로 주의하셔야 합니다.

찾아보기